MÉMOIRE

SUR LA

RÉTROVERSION DE LA MATRICE

DANS L'ÉTAT DE GROSSESSE.

OUVRAGES DU MÊME AUTEUR.

LITHOTRIPSIE ET CYSTOTOMIE HYPOGASTRIQUE ou mieux postéro-pubienne ; 1832.

CONCRÉTIONS URINAIRES DE L'ESPÈCE HUMAINE, classées sous le double rapport de leur volume et de leur forme ; 1832.

OBSERVATION SUR UNE OPÉRATION DE VAGIN ARTIFICIEL, pratiquée avec succès par un nouveau procédé, etc.; 1835.

OBSERVATION SUR UNE OPÉRATION D'ANUS ARTIFICIEL, pratiquée avec succès par un nouveau procédé, etc.; 1835.

DU SPASME DE L'URÈTRE ET DES OBSTACLES VÉRITABLES QU'ON PEUT RENCONTRER EN INTRODUISANT DES INSTRUMENS DANS LE CANAL; 1836.

RELATION DE LA MALADIE DE BROUSSAIS, suivie de quelques réflexions pratiques sur les obstructions du rectum ; 1838.

RECHERCHES SUR L'INTRODUCTION ACCIDENTELLE DE L'AIR DANS LES VEINES ; 1839.

MÉMOIRE SUR LA POSSIBILITÉ D'ÉTABLIR UN ANUS ARTIFICIEL DANS LA RÉGION LOMBAIRE, SANS PÉNÉTRER DANS LE PÉRITOINE ; 1839.

2ᵐᵉ MÉMOIRE SUR LE MÊME SUJET; 1841.

MÉMOIRE SUR LES TUMEURS FIBREUSES.

QUELQUES CONSIDÉRATIONS NOUVELLES SUR LE MÉCANISME DU COURS DE LA BILE DANS LES CANAUX BILIAIRES ; 1843.

MÉMOIRE SUR LE TRAITEMENT CHIRURGICAL DES HÉMORROÏDES INTERNES; 1843.

MÉMOIRE SUR LE TAXIS DANS LES HERNIES ÉTRANGLÉES ; 1843.

RECHERCHES SUR LES BLESSURES DES ARTÈRES ; 1843.

―――――

LEÇONS DU DOCTEUR AMUSSAT SUR LES RÉTENTIONS D'URINE, etc., publiées sous ses yeux, par A. Petit (de l'île de Ré); 1832.

QUELQUES RÉFLEXIONS SUR LA TORSION DES ARTÈRES, et autres moyens hémostatiques, etc.; par A. Petit (de l'île de Ré); 1831.

DE LA TORSION DES ARTÈRES, dissertation inaugurale, soutenue à l'Université de Berlin, par Schrader (de Brunswick); traduite par A. Petit (de l'île de Ré); 1831.

MÉMOIRE

SUR LA

RÉTROVERSION DE LA MATRICE

DANS L'ÉTAT DE GROSSESSE,

PAR

J.-Z. AMUSSAT.

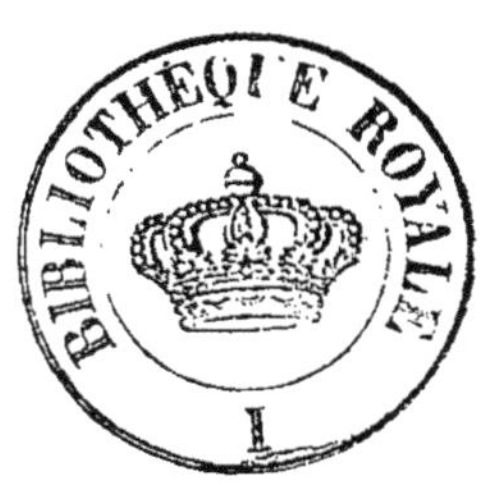

PARIS.

GERMER-BAILLIÈRE, LIBRAIRE-ÉDITEUR,

RUE DE L'ÉCOLE-DE-MÉDECINE, 17 BIS,

LONDRES,	LYON,
H. Baillière, 219, Regent street,	Savy, 49, quai des Célestins,
LEIPZIG,	FLORENCE,
Brockhaus et Avenarius, Michelsen.	Ricordi et Cie, libraires,

MONTPELLIER, Castel, Sevalle.

·1843

MÉMOIRE

SUR LA

RÉTROVERSION DE LA MATRICE

DANS L'ÉTAT DE GROSSESSE.

On donne le nom de rétroversion de la matrice à cet état dans lequel le fond de l'organe est placé en arrière et en bas dans la concavité du sacrum, tandis que le col est dirigé en avant et en haut sous la symphyse du pubis ; plus le fond s'abaisse vers le coccyx, plus le col se relève ; quelquefois l'utérus se courbe ou se plie et alors on dit qu'il y a rétroflexion. On comprend facilement que si la matrice chargée du produit de la conception se développe dans cette position vicieuse, au lieu de monter comme un ballon dans l'abdomen, elle reste dans le petit bassin, et se trouve bientôt emprisonnée dans une cage osseuse qui ne peut s'agrandir pour permettre son développement. Bientôt, l'utérus comprime les organes voisins sans pouvoir s'élever ; des accidens se manifestent et ils deviennent promptement funestes si on ne remédie pas à cet état fâcheux, comme on peut s'en convaincre par les faits trop nombreux qui ont été publiés et que je reproduirai à la fin de ce mémoire.

La rétroversion de la matrice dans l'état de grossesse est donc un accident grave et fort dangereux ; aussi les exemples de réduction heureuse doivent-ils être publiés, pour montrer aux praticiens qu'il ne faut pas désespérer du succès, même dans les cas les plus difficiles.

Mes recherches sur l'exploration du rectum à une grande

hauteur m'ont conduit à trouver le moyen de redresser l'utérus rétroversé dans l'état de grossesse, sans autre secours que les doigts introduits dans le vagin et dans le rectum, comme on va le voir par les deux observations suivantes :

PREMIÈRE OBSERVATION.

Rétroversion complète de l'utérus au troisième mois de la grossesse ; accidens graves ; redressement de l'utérus par le moyen d'un doigt introduit dans le rectum. (Observation rédigée d'après les notes qui m'ont été remises par M. le docteur Lamouroux.)

Madame S., âgée de trente-huit ans, taille de quatre pieds et demi, constitution sèche et maigre, avait eu cinq accouchemens heureux. A un sixième accouchement qui eut lieu en août 1834, l'enfant présentait le siège. On en fit la version après sept heures de travail, et madame S. fut parfaitement rétablie après quinze ou vingt jours de repos. Les règles reparurent trois mois après et la santé s'est maintenue très bonne jusqu'à l'époque de la maladie actuelle.

Le 17 août 1839, quinze ou vingt jours après les dernières règles, madame S., sans se croire enceinte, prit la diligence de Paris à Clermont en Auvergne, Là, dans la première semaine de septembre, en revenant de se promener dans les vignes où elle avait mangé beaucoup de raisin, elle éprouva *presque subitement* une douleur aigüe dans le bas ventre, suivie d'une diarrhée qui dura trois ou quatre jours, mais sans vomissemens ni nausées. Le 1er octobre , elle revint à Paris, en diligence, mais sans trop de fatigue.

Le 27 ou 28 octobre, ayant rapporté de la halle jusque chez elle (grande rue Verte) un fardeau de vingt-cinq à trente livres, peu après son retour elle éprouva un malaise général, des vomissemens réitérés, et un sentiment de pesanteur douloureuse dans les reins. Les vomissemens et le malaise ne tardèrent pas à disparaître, mais non le sentiment de pesanteur qui diminua seulement un peu ; cependant il était resté très supportable, lorsque vers le 9 ou 10 novembre madame S. commença à éprouver un peu de gêne dans l'émission de l'urine, et la sensation d'un corps pesant sur le fondement, sensation qui devint de plus en plus pénible jusqu'au 13 novembre, époque à laquelle la malade se décida à consulter M. Lamouroux, son médecin. Celui-ci soupçonna tout d'abord une grossesse avec imminence d'avortement ; toutefois, comme il n'y avait ni fièvre ni contractions utérines, il se borna à prescrire le repos du lit, des cataplasmes sur l'abdomen, et des lavemens émolliens. Le surlendemain, la malade étant inquiète, il se détermina à une exploration minutieuse à l'aide du toucher, et constata les faits suivans :

1o A l'entrée de la vulve et le long de la paroi postérieure du vagin, existait un repli longitudinal ayant en épaisseur un peu moins d'un centimètre et en longueur trois centimètres environ, et un peu sinueux ou flexueux.

2° A l'extrémité supérieure de ce repli, c'est-à-dire à trois centimètres de l'entrée de la vulve, se présentait une tumeur arrondie, dure, rénitente, et grosse environ comme la petite extrémité d'un œuf d'autruche, mais un peu aplatie d'avant en arrière, et paraissant exister dans la moitié supérieure de la cloison recto-vaginale; car il y avait impossibilité absolue de porter le doigt entre cette cloison et la tumeur.

3º Le doigt porté au devant de cette tumeur pénétrait aisément dans le vagin (dont la paroi postérieure était très tendue), mais sans pouvoir rencontrer d'abord la moindre trace du col utérin.

4° A un ou deux centimètres au dessus de la symphyse pubienne, on trouvait le col, mais difficile à reconnaître tant il paraissait aplati et pour ainsi dire effacé, ayant son orifice dirigé en avant et surtout en haut, de sorte que sa lèvre antérieure devenue supérieure et presque postérieure pouvait à peine être atteinte par le doigt, tandis que l'on touchait aisément sa lèvre postérieure devenue dans ce cas inférieure et presque antérieure. Il était impossible de pénétrer dans l'orifice.

5° En introduisant le doigt dans le rectum, on constatait que la tumeur, tout en existant dans la cloison recto-vaginale, remplissait le petit bassin, de sorte que ce n'était qu'en longeant le sacrum et avec peine qu'on pouvait arriver un peu haut à dix ou douze centimètres. Là le doigt était assez fortement pressé entre le sacrum et la tumeur qui était évidemment le corps même de l'utérus complètement *rétroversé et rempli par le produit de la conception arrivé à un peu plus de trois mois.*

Quoique l'émission de l'urine fût pénible, elle se faisait cependant encore et en quantité assez en rapport avec celle des boissons.

La malade se trouvant très fatiguée, on prescrivit un grand bain et le repos jusqu'au lendemain. Ce jour là et le suivant M. Lamouroux essaya, mais en vain, de redresser la matrice; il appela à son aide M. le docteur Moynier, qui reconnut la rétroversion et tenta avec aussi peu de succès d'y remédier; en vain essaya-t-on de porter le doigt par l'anus et par le vagin, en couchant la femme sur le dos, ou en la plaçant sur les coudes et les genoux; il fut impossible de réduire la matrice, et après deux jours d'inutiles tentatives on décida qu'on m'appellerait en consultation.

Je vis donc la malade le 19 novembre à neuf heures du matin. Il y avait eu dans la nuit une rétention complète d'urine, suivie d'un écoulement par regorgement assez copieux pour faire croire à la malade que la poche des eaux était rompue et qu'elle allait faire une fausse couche. Elle s'était mise au bain, et s'y tenait depuis une heure lorsque nous arrivâmes. M. Lamouroux me fit part des phénomènes qui avaient eu lieu jusque-là, sans me dire toutefois quel diagnostic il avait porté et m'engagea à examiner la malade dans le bain. Pour satisfaire à son désir, je fus forcé d'ôter mon habit et d'avoir l'avant-bras nu, ce que je note ici, comme étant contre mes principes et mes habitudes, parce que ces préparatifs sont effrayans pour les malades. Madame S. se souleva au dessus de l'eau et fut soutenue dans cette position par son mari. Un doigt huilé fut introduit dans le vagin; il pénétra avec quelques difficultés, la cavité vaginale étant fort obstruée. En explorant avec attention je reconnus en arrière, au milieu du vagin, une tumeur molle, fluctuante, qui faisait saillir fortement la cloison recto-vaginale et repoussait le doigt contre la symphyse. Le col utérin était situé très haut et fort difficile à atteindre; à peine si on pouvait le reconnaître.

Un autre examen par le rectum me fit également reconnaître une tumeur molle, fluctuante comme un kyste rempli d'eau, mais complètement distendu; en la repoussant avec mon doigt, je sentis qu'elle se laissait déprimer plutôt que de s'élever et qu'elle occupait une grande étendue en travers.

Le volume du ventre était assez considérable, arrondi, saillant à l'hypogastre. Je pensai d'abord que ce développement était dû à la distension des intestins ou à une hydropisie de la matrice. Mais en palpant le ventre avec soin, je reconnus une tumeur arrondie, facile à circonscrire jusqu'au delà du nombril, ayant le volume, mais non la consistance de l'utérus à cinq ou six mois de grossesse.

La percussion donnait un son mat, ce qui excluait l'idée d'une tympanite; mais elle ne rendait pas la même sensation que sur l'utérus dans l'état de grossesse ; et je pensai alors à une rétention d'urine.

Cette idée s'accordait assez mal avec l'assurance qu'on me donnait que la malade avait rendu chaque jour la quantité ordinaire d'urine ; néanmoins je persistai à recourir au cathétérisme, ne fût-ce que comme moyen d'exploration. J'introduisis la sonde ordinaire sans trop de peine; elle pénétra à une grande profondeur et je compris à l'instant que c'était la vessie distendue qui formait particulièremeut la tumeur de l'hypogastre.

Une grande quantité d'urine s'écoula; le ventre s'affaissa et la malade éprouva immédiatement un soulagement très marqué. La quantité d'urine devait être considérable, car je ne pense pas avoir vu durer l'émission aussi longtemps dans aucun cas de rétention d'urine chez l'homme.

La malade étant dans le bain, l'urine ne put être recueillie et mesurée.

Après avoir vidé la vessie, j'explorai de nouveau par le vagin et je trouvai que mon doigt pénétrait moins difficilement. La tumeur qui soulevait la paroi postérieure du vagin était moins saillante; le kyste était moins bombé en avant; le col de l'utérus était un peu plus distinct; mais toujours très élevé. Enfin, en touchant par le rectum, je reconnus que la tumeur était un peu plus mobile.

Le diagnostic ne pouvait être un instant douteux pour moi ; et comme l'avait soupçonné M. Lamouroux, je déclarai que nous avions affaire à une rétroversion de l'utérus dans l'état de grossesse. En conséquence, après avoir accordé quelques instans de repos à la malade, nous procédâmes à la réduction.

Les mains fixées sur les côtés de la baignoire, les pieds appuyés sur le rebord de la petite extrémité de la baignoire, un mouchoir sous le siége, dont les deux chefs étaient tenus par son mari, la tête soutenue par l'un de nous, telle était la position de la malade. Le doigt indicateur de la main droite étant introduit dans le rectum, je repoussai la tumeur; en cherchant à la soulever j'ai senti qu'elle se laissait déprimer au lieu de s'élever, comme une vessie ou un kyste rempli de liquide. Je fus un moment arrêté par la crainte d'une fausse couche que pouvait amener une pareille pression ; mais je me rassurai par cette idée qu'en cas d'insuccès la fausse couche était inévitable; en conséquence je continuai la manœuvre avec plus de confiance et de hardiesse. Bientôt en enfonçant le doigt le long du sacrum , je compris que j'agissais plus efficacement.

Mes recherches sur l'exploration du rectum m'avaient appris qu'on pouvait porter le doigt jusque près de l'angle sacrovertébral et atteindre même les grosses artères du fond du bassin en poussant le coude avec l'autre main et même avec la hanche correspondante, de manière à déprimer plus fortement le périnée et la marge de l'anus. Par cette manœuvre et en parcourant la tumeur près du sacrum de droite à gauche et de gauche à droite, je m'aperçus bientôt que j'avançais en besogne; et enfin, en faisant de plus grands efforts d'impulsion , favorisés d'ailleurs par les efforts d'expulsion que j'invitais la malade à faire pour faciliter la descente du col, je sentis que le ballon utérin avait franchi et dépassé le détroit supérieur. Je me hâtai de vérifier par le vagin ce que je venais de faire par le rectum, et à ma grande satisfaction je ne trouvai plus de tumeur, le col de l'utérus était redescendu presque à sa place. Je le repoussai en arrière pour compléter la réduction, que je fis constater immédiatement par M. Lamouroux.

La malade essuyée convenablement fut enlevée avec soin du bain et déposée dans son lit, où elle fut placée à la renverse, c'est-à-dire appuyée sur les coudes et les genoux, et soutenue par des oreillers disposés sous les cuisses et la poitrine, de manière à laisser le ventre libre.

Le toucher exercé dans cette position me donna l'assurance que l'utérus était bien resté en place.

Nous prescrivîmes des sangsues sur le ventre, des cataplasmes, et des lavemens émolliens et légèrement calmans.

19 novembre, la réduction avait procuré à la malade un grand soulagement; et d'un autre côté il y avait eu la nuit suivante une émission libre et sans douleur de l'urine. Mais la position forcée que nous lui avions fait garder toute la nuit avait produit le lendemain matin un peu d'agitation; les pommettes étaient rouges, la respiration gênée, le pouls très petit donnant 108 à 112 pulsations, la peau sèche; il n'y avait cependant aucune douleur dans le bas-ventre. Elle était dans l'état d'une personne qui vient de supporter une grande fatigue sans pouvoir transpirer et qui rentre dans un calme parfait, après quelques minutes de repos. En effet, dès que nous lui eûmes permis de se placer sur le dos avec précaution tenant le bassin aussi élevé que possible, il ne fallut pas plus de cinq à six minutes pour faire descendre le pouls à 90 pulsations; la respiration devint libre; la peau perdit sa sécheresse et les pommettes leur rougeur. M. Lamouroux explora la malade et trouva l'utérus à sa place; mais le col, qui paraissait complètement effacé pendant la rétroversion, présentait maintenant un volume presque double qu'à l'état normal et un peu de rénitence.

On laissa donc la malade sur le dos , en continuant les cataplasmes, des injections et des demi - lavemens émolliens. Le lendemain 20 novembre , nous la trouvâmes inquiète ; la rétention d'urine avait reparu pendant la nuit ; l'exploration fit voir que le col utérin dégonflé était remonté et tendait à se replacer au - dessus du pubis , en comprimant de nouveau la vessie. On pratiqua le cathétérisme qui donna issue à un litre un quart d'urine normale quant à la couleur , à l'odeur et à la transparence ; cette émission fut suivie d'un soulagement marqué, et du retour du col utérin à sa position normale.

La malade accusait en outre une douleur à l'aine gauche ; une application de vingt sangsues la fit disparaître.

Le 21 , mieux-être général ; cependant il y a encore de la difficulté à rendre l'urine, ce qui engage à sonder jusqu'à nouvel ordre deux fois par jour, afin d'éviter une nouvelle ascension du col utérin et par là tout danger de nouvelle rétroversion.

Le 22 , il n'y avait pas encore eu de selle ; et jusques-là on n'avait osé combattre la constipation que par des lavemens émolliens et huileux , dans la crainte que les efforts déterminés par un purgatif ne tendissent à reproduire la maladie. Mais la malade allant de mieux en mieux, et les lavemens n'ayant rien produit, on administra 30 grammes d'huile de ricin qui détermina une selle copieuse , un peu douloureuse mais sans résultat fâcheux.

Le 23 , l'urine était rendue librement et sans douleur ; on renonça au cathétérisme. Le 28, la malade se promenait dans sa chambre ; quelques jours après , elle descendait et remontait trois étages sans trop de fatigue ; bref, la rétroversion et la réduction n'avaient laissé aucune trace ; la grossesse poursuivit son cours, et madame S*** accoucha à terme d'un enfant bien portant.

Ici donc semblerait terminée cette observation; mais la malade devait nous offrir un exemple de récidive très remarquable.

Le 15 septembre 1841, madame S... eut ses règles comme à l'ordinaire, pour l'époque et la durée. Mais les mois suivans les règles ne parurent pas. Dans les premiers jours de décembre 1841, elle vint me trouver, se plaignant d'éprouver de la difficulté à uriner et des douleurs dans le bassin. L'examen auquel je procédai me prouva que cette femme se trouvait presque dans le même état où je l'avais vue deux ans auparavant. La matrice augmentée de volume était en rétroversion et déjà enclavée. Seulement la grossesse, qui ne me parut pas douteuse, était moins avancée que la première fois, la dernière époque des règles ne remontant qu'à deux mois et demi.

La matrice fut heureusement remise dans sa position, et plus facilement que la première fois, parce que la grossesse était moins avancée; les suites en furent aussi simples, et madame S*** est heureusement accouchée à terme d'un enfant bien portant. Le toucher pratiqué aujourd'hui (25 novembre 1842) nous a permis de constater que la matrice est à sa place; et du reste, la santé générale est excellente.

RÉFLEXIONS. Cette observation est riche en conséquences pratiques :

Remarquons d'abord que la cause des accidens que la malade a subitement éprouvés est très évidente ; un long voyage en voiture et le poids d'un fardeau pesant qu'elle portait de la halle chez elle, c'est-à-dire à une distance éloignée, ont été signalés. Mais cette cause pouvait aussi bien donner lieu à une fausse couche qu'à une rétroversion, et les accidens pouvaient être attribués à l'un ou à l'autre de ces deux états ; c'est en effet ce qui a eu lieu; la rétention d'urine aurait pu faire soupçonner le dernier de ces accidens qui se présente rarement dans le premier. Mais l'urine qui s'écoulait par regorgement avait éloigné de l'idée d'un obstacle à son émission, et tout d'abord la malade avait pensé que le liquide était fourni par la poche amniotique. Ce n'est qu'en examinant avec beaucoup d'attention par le vagin et par le rectum que nous sommes arrivés, autant par voie d'exclusion que par les signes sensibles, à reconnaître d'une manière évidente que l'utérus était en rétroversion, et le cathétérisme nous a entièrement convaincus de la justesse de notre diagnostic.

La rétention d'urine existe presque constamment dans tous les cas de rétroversion. C'est un phénomène physique qui résulte de la pression qu'exerce le col de l'utérus sur le canal de l'urètre. Mais, lorsqu'il existe en même temps une rétroflexion du col, la pression étant moins forte, il n'y a que difficulté et non impossibilité d'uriner. Nous verrons que cet état existait chez la deuxième malade dont nous donnerons bientôt l'observation. En résumé, ce signe pourrait, en l'absence du toucher, faire soupçonner une rétroversion de l'utérus ; mais les explorations deviennent utiles pour formuler un diagnostic certain. Chez notre malade, les accidens ont disparu aussitôt après la réduction; mais dans l'état de vacuité de l'utérus, la rétroversion s'étant reproduite il est arrivé, à une époque peu avancée d'une nouvelle grossesse, des accidens semblables à ceux auxquels nous avions remédié la première fois. Les signes de ce déplacement joints aux antécédens ne nous ont laissé aucun doute et nous avons procédé à la réduction aussi heureusement et avant que l'utérus eût acquis un volume capable d'opposer de grands obstacles à son ascension dans le bassin.

DEUXIÈME OBSERVATION.

Rétroversion de l'utérus au troisième mois de la grossesse, adhérences au rectum ; réduction sans accidens. Obs. recueillie par M. Le Vaillant.

Madame G., âgée de 33 ans, garde-malade, d'une petite stature, bien conformée du reste, avait eu deux grossesses heureuses et deux accouchemens naturels, sans que, jusque-là, sa santé eût jamais été altérée. Mais quinze jours après son dernier accouchement qui eut lieu il y a quatre ans passés, la curiosité la poussa à aller au convoi de Dupuytren; elle resta pendant deux heures dans la rue debout et exposée au froid et à l'humidité. En rentrant chez elle, elle éprouva du frisson, puis de la fièvre, des douleurs dans la région hypogastrique s'étendant dans l'abdomen, enfin tous les symptômes d'une métro-péritonite contre laquelle on employa un traitement antiphlogistique. La guérison ne se fit pas longtemps attendre ; mais depuis cette époque, la malade conserva toujours du côté de l'utérus, des douleurs qui, devenant de jour en jour plus vives, la forcèrent, à plusieurs reprises, d'entrer à l'Hôtel-Dieu. On la traita par divers moyens qu'elle ne peut pas indiquer d'une manière précise; seulement elle se souvient qu'on lui a fait porter un pessaire ; et qu'à une autre époque, on a pratiqué des cautérisations sur le col de l'utérus. Rien ne put la soulager ; elle éprouvait des douleurs dans les reins, des difficultés à aller à la garderobe et une pesanteur insupportable sur le fondement et dans le vagin lorsqu'elle restait pendant quelque temps debout ou assise. Les envies d'uriner plus fréquentes que de coutume étaient souvent satisfaites avec difficulté.

Le 27 juillet 1839, elle vint consulter M. Amussat qui reconnut une rétroversion de l'utérus dans l'état de vacuité , sans aucune trace d'ulcération au col, et qui prescrivit l'usage d'une éponge, sorte de pessaire pour soulever la matrice.

Elle demeura ensuite cinq mois sans revenir à la consultation ; mais enfin , les accidens n'ayant fait qu'augmenter, les règles ayant déjà manqué depuis trois mois, désespérée de son état qui l'empêchait de vaquer à ses occupations, elle vint revoir M. Amussat le 20 novembre.

Le toucher par le vagin fait reconnaître une tumeur volumineuse , molle , fluctuante , située au fond de ce conduit et formée par l'utérus. Cet organe est douloureux surtout lorsqu'on presse dessus pour le faire remonter dans le bassin. Le col est situé derrière la symphyse pubienne, et il est fortement recourbé. Ses lèvres peu écartées sont molles et son ouverture peu large. L'exploration indique donc une rétroversion de l'utérus; l'absence des règles depuis trois mois, le volume et la mollesse de l'organe ajoutent la presque certitude d'une grossesse.

Une sonde droite , introduite dans l'urètre, pénètre difficilement dans la vessie qui contient peu d'urine et le cathétérisme cause à la malade une douleur assez vive.

Attendu la complication d'une grossesse, tout délai pouvait devenir grave ; le lendemain on se décida à tenter la réduction; et j'accompagnai M. Amussat chez la malade, avec M. Camescasse, chirurgien-major de la marine.

La malade fut couchée sur le bord de son lit, la tête renversée en arrière sur des oreillers, les jambes écartées et les pieds placés sur deux chaises. M. Amussat pratique de nouveau le toucher et nous permet ensuite à M. Camescasse et à moi de reconnaître par le même moyen l'état des parties.

Cette triple exploration avait un peu fatigué la malade; on la laissa se remettre; après quoi M. Amussat procéda à la réduction de la manière suivante.

Il introduisit dans le rectum le doigt indicateur de la main droite, et appuyant son coude contre sa hanche, il pénétra ainsi le plus haut possible, vers la symphyse sacro-iliaque. Arrivé là, il fit tous ses efforts pour relever l'utérus; mais étonné de ne pas réussir et ne s'apercevant d'aucun progrès, il s'arrêta pour rechercher la nature de la cause qui s'opposait au succès de ses manœuvres. A l'aide d'un examen attentif il sentit distinctement au fond du vagin, à gauche de la tumeur formée par l'utérus, des brides dans lesquelles le doigt s'accrochait; nous les reconnûmes après lui, et il ne resta aucun doute que ces brides constituaient de fortes adhérences entre l'utérus et le rectum. Cette découverte n'était pas rassurante, car c'était là un obstacle physique qu'il semblait d'abord impossible de vaincre. Cependant, ayant de nouveau examiné attentivement par le toucher s'il y avait à droite, de même qu'à gauche, de ces adhérences, M. Amussat acquit la conviction que l'utérus était libre à droite; dès lors, débarrassé d'une pénible inquiétude, il pensa que de nouvelles tentatives de réduction, en agissant de manière à faire tourner l'utérus du côté opposé à celui où existaient les adhérences, c'est-à-dire de droite à gauche, offriraient quelques chances de succès. Il se remit donc à l'œuvre, toujours avec le doigt introduit dans le rectum, aussi profondément que possible en longeant le sacrum et en exécutant des mouvemens latéraux. Ayant répété plusieurs fois et très énergiquement ses tentatives, en remontant l'utérus tout en lui faisant faire un mouvement de torsion, il parvint enfin à remettre l'organe dans sa position normale. Le toucher par le vagin et le ballon formé par l'utérus se dessinant au-dessus du pubis, ne nous laissèrent aucun doute sur le succès.

Immédiatement après, la malade fut placée dans son lit, couchée sur le ventre, la poitrine appuyée sur un oreiller. Des sangsues furent appliquées le soir sur l'hypogastre, afin de prévenir le développement d'une inflammation imminente à la suite d'une pareille opération. Le soir, le pouls avait de la fréquence; mais il n'y avait pas de sensibilité qui dénotât d'inflammation. Depuis ce temps, la malade est restée couchée tantôt sur le ventre tantôt sur le côté, lorsque la première de ces positions ne pouvait plus être supportée. Huit ou dix jours après, elle s'est levée et le 9 décembre est venue elle-même à pied chez M. Amussat.

Nous la vîmes quelque temps après; elle éprouvait encore de la gêne et un sentiment de pesanteur vers le rectum; mais les selles étaient régulières et beaucoup moins difficiles. L'émission de l'urine était libre. Il y avait des tiraillemens douloureux dans les aines, surtout à droite, et dans la partie inférieure de l'hypogastre, tiraillemens dus sans doute à la tension des brides anormales accrue par l'élévation progressive de l'utérus. Le col utérin se dirigeait à gauche et plutôt en arrière qu'en avant; ses lèvres étaient molles, assez développées; tout faisait présager une grossesse heureuse. Et en effet, la grossesse suivit sa marche ordinaire, sans être troublée par le moindre accident, et madame G. accoucha à terme, dans le mois de juin 1840, d'un enfant bien portant.

Après cet accouchement la santé demeura assez bonne, à part la persistance des pesanteurs sur le fondement, des tiraillemens dans les aines et quelquefois des coliques. Les règles étaient régulières.

Dans le courant de l'année dernière (1841), madame G. devint pour la quatrième fois enceinte, et à la suite d'un effort pour soulever un malade paralysé, elle éprouva des douleurs utérines qui durèrent huit jours environ, et qui furent suivies d'une fausse couche. Le fœtus pouvait avait avoir deux mois d'existence.

Cette fausse couche n'a eu aucun fâcheux résultat pour la santé générale ; mais il reste toujours de la pesanteur sur le fondement et assez souvent des tiraillemens dans les aines. Une exploration récente nous a montré aussi que l'utérus est revenu en état de rétroversion.

RÉFLEXIONS. Cette observation offre peut-être encore un intérêt supérieur à la précédente. En méditant sur les antécédens, il ne reste guère de doute que la rétroversion ne doive sa première origine à une métro-péritonite qui a déterminé des adhérences entre l'utérus et le rectum. Lorsque je commençai les manœuvres de réduction, je ne soupçonnais nullement l'obstacle que j'allais rencontrer ; et ma confiance était d'autant plus grande qu'il y avait une analogie manifeste entre l'état de madame G. et celui de ma première malade, chez laquelle j'avais si heureusement obtenu la réduction, précisément trois jours auparavant. On a vu dans l'observation de M. Le Vaillant comment je reconnus la nature de l'obstacle, et comment je parvins à le surmonter ; mais il mporte d'ajouter ici que, bienq ue je sentisse céder ces brides par le mouvement de rotation que j'imprimais à la matrice, la malade se plaignait de douleurs et de tiraillemens sur le rectum ; et la réduction s'opérant avec lenteur et difficulté, je ne me dissimulais pas que j'avais à redouter la déchirure des brides et une péritonite.

La réduction étant opérée, je craignais encore que les brides, par leur traction, ne reproduisissent la maladie en attirant le fond de l'utérus dans le bassin. J'ai eu cette crainte chaque fois que j'ai exploré ; et l'on a vu qu'elle n'était point vaine puisqu'à la fin la rétroversion s'est reproduite.

Ce fait me cause beaucoup de satisfaction parce que dès que j'eus reconnu des adhérences je désespérais du succès ; j'ai trouvé en effet que cette complication est considérée comme un obstacle insurmontable à la réduction.

Maintenant je pense que lors même que les adhérences seraient encore plus fortes que chez madame G..., il ne faudrait pas désespérer. Dans un cas pareil je n'hésiterais pas à tenter la réduction et à plusieurs reprises, si je ne pouvais le faire en une seule fois.

RÉFLEXIONS SUR LES DEUX FAITS QUI PRÉCÈDENT.

Remarquons d'abord que ces deux faits ont entre eux la plus grande analogie et qu'ils ont été observés à trois jours d'intervalle ; cette remarque avait déjà été faite pour les cas rares. Ainsi pendant que j'étais interne à l'hospice de la Salpétrière, j'ai observé avec M. Esquirol, à quelques jours d'intervalle seulement, deux ou trois cas d'ossification dans la substance cérébrale, et avec M. Rostan plusieurs ruptures du cœur. A cette occasion ces deux praticiens me firent observer que les faits extraordinaires se montraient assez souvent en même temps et qu'on restait ensuite un très long espace de temps sans en rencontrer de semblables.

2

Mes deux malades sont deux petites femmes presque de même âge, de même stature, ayant eu déjà plusieurs enfans. Ajoutons que la rétroversion a eu lieu presque à la même époque de la grossesse.

Pour le premier fait, je n'avais rien pour me guider que mes recherches sur le rectum ; je n'avais point de précédens, car je ne connaissais alors que quelques faits de réduction heureuse par le simple secours des doigts, et, comme je l'ai déjà dit, je fis mes réflexions pendant la manœuvre à laquelle je me livrais pour redresser la matrice.

Pour le second fait, j'étais encouragé par le succès que j'avais obtenu dans le premier, trois jours auparavant ; mais la présence des brides me faisait craindre des déchirures et une péritonite.

Le diagnostic a présenté des difficultés assez grandes chez la première malade. Chez la seconde, il a été beaucoup plus facile, surtout parce que trois jours auparavant j'avais constaté un état semblable.

Pour la première malade, il y avait urgence d'agir activement, parce que si on eût méconnu plus longtemps la rétention d'urine, la réduction aurait été impossible et la mort serait promptement arrivée, comme elle a eu lieu dans des circonstances analogues. (Voir les observations qui se trouvent à la fin de ce Mémoire.)

Pour la seconde malade, la réduction n'était pas aussi urgente, mais les accidens commençaient à se développer. Déjà, il y avait difficulté d'uriner ; huit jours de plus, et elle aurait sans le moindre doute éprouvé les mêmes accidens que la première. On conçoit qu'il doit toujours en être à peu près ainsi, la matrice ne pouvant acquérir un certain degré de développement sans produire les mêmes effets sur la vessie et sur les organes voisins.

La réduction a été simple et facile sur la première après avoir vidé la vessie. Toute la manœuvre a été faite avec un seul doigt introduit dans le rectum. La tumeur, formée par l'utérus, était située si bas dans le vagin, que je n'ai pas même pensé à tenter la réduction de ce côté parce qu'elle n'offrait pas de chances de succès.

Sur la seconde, la réduction a été plus difficile à cause des adhérences de l'utérus au rectum, et cette circonstance m'a donné la crainte de ne pas réussir.

Chez la première malade, la rétroversion s'est reproduite dans l'état de grossesse et la seconde fois les mêmes accidens ont eu lieu ; l'utérus a été redressé par les mêmes moyens et plus facilement que la première fois, parce que la grossesse était moins avancée. Cette femme est accouchée très heureusement à terme d'une petite fille qui se porte bien.

Maintenant madame S... n'éprouve aucun accident, et, par le toucher, on constate que la rétroversion n'existe pas dans l'état de vacuité de l'organe. Il est donc probable que si elle devenait grosse une troisième fois, elle n'éprouverait plus les mêmes accidens, car j'ai constaté, entre la première et la deuxième grossesse, que la rétroversion s'était reproduite.

Sur madame G..., une nouvelle grossesse est survenue, mais il y a eu une fausse couche. La rétroversion existe toujours.

Le résultat heureux de la réduction de l'utérus au troisième et au quatrième mois de la grossesse est un fait fort surprenant. Quand on pense surtout que la moindre cause produit une fausse couche, on est étonné que cet accident n'ait pas eu lieu après que l'utérus a été si fortement comprimé, déprimé même et redressé avec les doigts.

Comme on le voit, mes deux observations font trois faits de rétroversion de la matrice dans l'état de grossesse puisque ma première malade a éprouvé deux fois le même accident. Ainsi, à la suite de trois réductions, faites avec les doigts introduits dans le rectum, il n'y a pas eu de fausse couche, et aucun accident ne s'est manifesté.

Ces faits prouvent donc que le redressement de l'utérus à trois mois et plus est possible même lorsqu'il existe des adhérences. Je ne prétends pas cependant que dans tous les cas de cette espèce on pourra réduire surtout à une époque plus avancée de la grossesse. Mais on ne doit pas craindre d'essayer, d'après les principes que j'ai indiqués, et à plusieurs reprises, si c'est nécessaire.

Après ces rapides réflexions sur les deux observations qui précèdent, jetons un coup-d'œil sur la maladie en elle-même.

CAUSES.

Les causes de la rétroversion de l'utérus sont très nombreuses. Des efforts, une chute, des compressions directes exercées sur le ventre, etc., peuvent donner lieu à ce déplacement, qui est au reste assez fréquent dans l'état de vacuité. On comprend alors que ces causes venant s'ajouter à une disposition déjà ancienne, peut-être, et méconnue, produiront, lorsque la matrice viendra à se développer dans l'état de grossesse, un enclavement tel que des accidens graves ne manqueront pas de se manifester, parce que le fond de l'utérus étant tourné en bas et en arrière, tendra toujours à s'abaisser au-dessous de l'angle sacro-vertébral. Quelques auteurs pensent que la conception ne peut pas avoir lieu lorsque la rétroversion est assez prononcée pour que le col de l'utérus soit déjà placé très près des pubis. Cette opinion est vraie, en effet, dans quelques cas; mais nous ne pouvons l'adopter d'une manière générale, car bien souvent nous avons constaté la rétroversion de la matrice dans l'état de vacuité, sans que ce déplacement ait empêché une grossesse de survenir; mais nous devons ajouter que presque toujours, à mesure que la matrice se développe, elle s'élève dans le bassin en reprenant sa position normale. Et les deux faits rapportés dans ce Mémoire sont jusqu'à présent les seuls que j'ai rencontrés de rétroversion co-existant avec la grossesse.

Mais il est une cause de rétroversion sur laquelle nous devons insister parce qu'elle nous paraît être très fréquente, et parce qu'elle n'a pas été signalée par la plupart des auteurs qui ont éécrit sur les déplacemens de l'utérus. Nous voulons parler des brides et des adhérences qui s'établissent entre le fond de l'utérus et le rectum, à la suite d'une métro-péritonite, ce qui nous parait être le cas le plus ordinaire. Ne pourrait-il pas exister aussi chez quelques femmes une disposition congéniale telle que le péritoine qui se réfléchit du rectum sur l'utérus, s'arrête sur le fond de cet organe à une plus grande distance du col, que dans l'état normal. Il devrait, en effet, résulter de cette disposition, que le fond de l'utérus comprimé directement par les intestins qui pèsent sur lui, serait en outre entraîné en bas dans les efforts d'expulsion. Quoi qu'il en soit, sur ma deuxième malade, j'ai positivement reconnu et fait reconnaître aux personnes qui m'assistaient des brides placées entre l'utérus et le rectum, brides survenues à la suite d'une métro-péritonite et qui avaient forcé l'utérus à s'incliner en arrière, et à se développer dans cette position vicieuse. Et si l'on se rappelle combien sont fréquentes la métrite et la péritonite, à la suite des accouchemens, on admettra sans peine qu'une inflammation de ce genre, pourra dans quelques cas, être suivie d'adhérences entre l'utérus et le rectum, soit d'un seul côté, soit des deux en même temps, et être la cause déterminante de la rétroversion. Nous avons constaté ce fait des adhérences plusieurs fois sur le cadavre.

La rétention d'urine a été indiquée comme l'une des causes de la rétroversion de l'utérus. A notre avis on a pris l'effet pour la cause, la rétention d'urine étant toujours la conséquence inévitable de ce déplacement, puisque le col, s'il n'a pas subi une flexion prononcée, vient directement comprimer le canal de l'urètre et s'opposer à l'émission de l'urine. Certainement si la rétention d'urine produite par cette cause est méconnue, la vessie distendue tendra à augmenter le déplacement, et le cathétérisme, en procurant l'évacuation du liquide, pourra faire remonter en partie l'organe au-dessus de l'angle sacro-vertébral. Mais il est inexact de dire que la rétention d'urine peut produire la rétroversion de la matrice ; elle ne peut que l'augmenter et l'entretenir. Néanmoins, nous admettons que si la vessie était habituellement distendue par une grande quantité d'urine, et que cette distension fût la conséquence d'une maladie de l'organe ou du canal excréteur, il en résulterait peut-être à la longue l'abaissement du fond de l'utérus par le poids de la vessie et une disposition à la rétroversion.

SYMPTÔMES.

Les symptômes de la rétroversion se manifestent insensiblement ou brusquement. Insensiblement, quand ce déplacement existe dans l'état de vacuité, et qu'il survient une grossesse ; c'est, je crois, le cas le plus ordinaire. Brusquement, quand le changement de position de l'utérus gravide a lieu subitement par une cause quelconque.

Lorsque la grossesse a lieu pendant la rétroversion, alors tous les phénomènes de ce dérangement de l'utérus s'accroissent graduellement, c'est-à-dire pesanteur sur le rectum, gêne de la défécation, tiraillemens dans les aines, douleurs dans les régions lombaires et sacrées, ainsi que dans les membres pelviens, compression des organes voisins, et bientôt rétention d'urine. Enfin si la maladie est abandonnée à elle-même, il peut survenir une cystite ou une métro-péritonite ; et dans quelques cas ces accidens se sont terminés par la mort.

Lorsque la rétroversion arrive brusquement dans le cours d'une grossesse, les symptômes indiqués plus haut apparaissent beaucoup plus vite.

Mais, je le répète, lorsque la matrice déplacée dans l'état de vacuité vient à se développer par la grossesse, et qu'il survient brusquement des accidens graves, comme on n'a pas constaté ce déplacement antérieurement, au moins dans le plus grand nombre des cas, on est disposé à attribuer à une cause subite, instantanée, un état qui devait survenir pour ainsi dire spontanément, aussitôt que la matrice, par son volume, n'eût pu être contenue dans l'excavation pelvienne, sans déterminer les symptômes de compression et autres dont nous avons parlé.

DIAGNOSTIC.

Le diagnostic est surtout le point capital ; car, en étudiant les faits que renferment les annales de l'art, on voit que souvent la maladie a été méconnue, et qu'elle est devenue funeste par les accidens auxquels elle a donné lieu comme la rétention d'urine, par exemple. En général, le diagnostic de la rétroversion de la matrice dans l'état de grossesse est simple et facile quand on s'est exercé convenablement au toucher, et qu'on est, par cela même, en mesure d'apprécier tous les genres de déplacement de cet organe.

Après avoir pris avec une grande attention des renseignemens détaillés sur les antécédens de la malade, après avoir acquis la certitude que la cause des souffrances existe dans le bassin, et même dans l'utérus, on doit procéder au toucher par le vagin ; d'abord on cherche le col pour apprécier sa position, son volume et sa forme ; puis on cherche à reconnaître la position relative du corps et du fond de l'utérus ; celle du col fait en général présumer celle du fond. Lorsque le col est porté en haut et en avant, derrière la symphise des pubis, et le fond placé en sens inverse, c'est-à-dire en arrière et en bas dans la concavité du sacrum, il y a rétroversion ; quelquefois le col est courbé, c'est ce qui constitue la rétroflexion. Si la matrice est molle et volumineuse, si la femme est dans les conditions d'âge pour devenir grosse, et s'il y a suppression des règles depuis plusieurs mois, il est très probable alors qu'il s'agit d'une rétroversion dans l'état de grossesse.

Pour s'assurer d'une manière positive de l'état de l'utérus, on doit pratiquer le toucher par le rectum, afin de ne pas se méprendre et confondre une rétroversion, par exemple, avec une tumeur, un kyste de l'ovaire, etc. ; et pour pénétrer à une hauteur assez grande, on doit se pousser le coude avec la hanche ou se faire soutenir le bras par un aide.

Par la région hypogastrique, on peut quelquefois sentir le col de l'utérus placé derrière le pubis, et il est toujours possible de constater l'absence de la matrice dans cette région, surtout lorsque cet organe est développé.

Avec un peu d'attention on ne confondra pas une rétroversion de l'utérus dans l'état de grossesse avec une hypertrophie ou un squirrhe, parce que dans ces cas l'organe est dur, tandis que dans la rétroversion il présente un état de molesse qu'on peut facilement reconnaître. Je pense qu'on n'a pas assez insisté sur ce signe qui me paraît décisif.

On comprend au reste les variétés de forme, de volume, de l'utérus en rapport avec telle ou telle époque de la grossesse, et par suite les différences que pourront offrir, aux diverses périodes de la gestation, les signes de la rétroversion.

Mais pour apprendre à diagnostiquer ce genre de déplacement, il faut le simuler sur un cadavre et expérimenter par le vagin et par le rectum. C'est là ce que j'appelle de la chirurgie expérimentale, ou des études chirurgicales, moyens d'instruction dont l'importance n'est pas assez appréciée à notre époque, et pourtant ils seraient plus utiles que les livres et les cours dans lesquels on ne voit presque jamais rien qui frappe les yeux, et qui laisse dans l'esprit des impressions durables.

Dès qu'on a bien compris la disposition de l'utérus en rétroversion, on peut facilement s'expliquer le développement progressif de l'organe dans cette vicieuse position.

Les effets de la distension de l'utérus déplacé tendent tout d'abord à courber l'organe et à produire une rétroflexion du col, bientôt l'utérus chasse les autres organes du bassin, le remplit et comme je l'ai déjà dit comprime le col de la vessie et le rectum.

Les degrés d'inclinaison ou d'abaissement du fond de l'utérus sont utiles à noter ; il semble que cet organe en se déplaçant dédouble la cloison recto vaginale, en abaissant le cul de sac péritonéal, car il fait saillie dans le vagin et dans le rectum, et finit par faire proéminer au dehors l'anus et le périnée.

PRONOSTIC.

Le pronostic de la rétroversion de la matrice dans l'état de grossesse est toujours très grave. Ce déplacement, abandonné à lui-même, ne peut qu'augmenter et compromettre l'existence de la mère et de l'enfant. La nature, loin de concourir à la guérison, tend plutôt à augmenter les symptômes, parce que plus l'utérus se développe, plus l'enclavement devient grave. Si l'art ne vient pas promptement agir d'une manière efficace, le danger s'accroît, et dans ces circonstances on a vu souvent l'avortement survenir, et la mère succomber aux suites des accidens que la rétroversion avait déterminés. On conçoit donc que le pronostic sera d'autant plus fâcheux que la grossesse sera plus avancée, et qu'on aura tardé plus longtemps à replacer l'utérus dans sa position normale.

On comprend aussi la gravité du pronostic, lorsqu'aux accidens dépendant de la rétroversion se seront ajoutés ceux d'une métro-péritonite, ou bien des métrorrhagies, la rétention d'urine, etc.

Lorsqu'on sait que la rétroversion existe dans l'état de vacuité, on doit prévenir la femme des précautions qu'elle aurait à prendre si elle devenait grosse. Ainsi il faudrait lui recommander de ne pas faire d'efforts et de se tenir couchée le plus souvent possible sur le ventre. Plusieurs fois je crois être parvenu par ces moyens à prévenir l'enclavement de l'utérus; mais si la position ne suffisait pas pour favoriser l'ascension de l'organe, il faudrait au troisième mois de la grossesse, et avant que des accidens se soient manifestés, s'empresser de remédier au déplacement.

ANATOMIE PATHOLOGIQUE ET ÉTUDES CHIRURGICALES.

L'anatomie pathologique, relative à la rétroversion de la matrice, a été fort négligée. Un travail suivi sur ce sujet manque essentiellement ; il serait fort utile de collecter une série de pièces et de les faire dessiner et même modeler en cire. Cette collection serait précieuse pour les élèves et pour les praticiens.

Je possède deux desseins de rétroversion de l'utérus dans l'état de vacuité ; dans un cas c'était sur une femme adulte, et il y avait des adhérences avec le rectum ; dans l'autre c'était sur un enfant naissant.

Il serait facile et curieux de savoir sur un grand nombre d'enfans qui meurent peu de temps après leur naissance, combien de fois on trouve l'utérus en rétroversion et en antéversion, et de noter aussi les obliquités.

Les études chirurgicales relatives au sujet qui nous occupe, et qu'on peut faire sur un cadavre de femme, sont extrêmement intéressantes et fort instructives ; elles sont simples et faciles, car elles n'exigent aucune préparation anatomique.

Pour simuler la rétroversion sur un cadavre, il suffit de presser avec deux doigts sur le bas fond de l'utérus. Si on place un doigt dans le vagin et l'autre sur l'utérus dans la cavité du bassin, on sent que plus on pousse le fond de l'utérus vers le coccyx, plus le col se redresse et s'élève vers les pubis. En pressant en même temps sur le col et sur le fond de l'utérus on détermine une rétroflexion artificielle.

Sur le cadavre d'une vieille femme ayant un fort prolapsus utérin, la matrice sortait par la vulve ; j'ai constaté, en présence de M. Le Vaillant, que le doigt, porté aussi haut que possible dans le vagin, ne pouvait atteindre la concavité du sacrum. (Il est bon de noter que le doigt pénètre plus avant lorsqu'on tourne le pouce en bas, que lorsqu'on embrasse la symphyse avec le pouce devant et l'index dans le vagin), mais toujours par le rectum, on touchait beaucoup plus haut et on arrivait très près de l'angle sacro-vertébral, en poussant fortement le coude avec la hanche.

Sur une autre vieille femme dont le bassin était moins grand, nous avons obtenu le même résultat, ainsi que sur beaucoup d'autres cadavres de femmes de différens âges.

Du reste, ce qui prouve encore que par le vagin on ne peut explorer ni agir aussi bien et aussi haut, c'est qu'il est presque impossible de distinguer par le vagin les tumeurs situées profondément dans le bassin, tandis qu'il est assez facile de les reconnaître par le rectum.

PROCÉDÉ OPÉRATOIRE

C'est plutôt en longeant le sacrum qu'en élevant l'utérus qu'on parvient à redresser l'organe, ou plutôt à lui faire dépasser l'angle sacro - vertébral; pour atteindre ce but il faut donc, tout en cherchant à soulever le ballon utérin pousser le doigt le long de la concavité du sacrum.

Lorsqu'il y a des adhérences, entre l'utérus et le rectum, on conçoit qu'en agissant par le rectum, on a un obstacle de moins à vaincre. Il est évident que par le vagin on soulève l'utérus qui entraîne avec lui les parties auxquelles il est attaché, tandis que, par le rectum, on ne soulève que cet organe seulement.

En résumé. le procédé pour la réduction de l'utérus dans l'état de grossse, consiste après avoir situé la femme comme pour l'opération de la taille, à introduire un ou deux doigts dans le rectum et à repousser doucement le ballon utérin en longeant la concavité du sacrum, directement en haut, d'abord, puis de *droite à gauche* et de *gauche à droite pour relever toute la surface de l'utérus.* Si le doigt ou les deux doigts introduits dans le rectum n'atteignaient pas assez haut, on introduirait le pouce dans le vagin pour soulever le périnée, afin de pénétrer à une plus grande hauteur. Enfin, pour arriver plus haut encore, il reste la ressource de se faire pousser le coude par un aide, ou de le soutenir soi-même avec la hanche et le corps.

Quant au procédé qui consiste à introduire la main toute entière dans le vagin, je pense qu'on ne doit y avoir recours que lorsqu'on a épuisé inutilement tous les autres.

La ponction par le vagin ou par le rectum, opérations dangereuses, ainsi que la ponction de la vessie, doivent être rarement employées, car, dans les cas où, après avoir essayé inutilement la réduction, ces opérations ont été pratiquées, il est survenu souvent des accidens graves pour la mère, et toujours on a fait le sacrifice de l'enfant.

A plus forte raison je rejetterais la symphyséotomie, qui a été conseillée lorsque tous les moyens précédens ont été impuissans pour remédier à la rétroversion.

Mais en cas d'insuccès des manœuvres par le vagin et surtout par le rectum, on pourrait essayer d'introduire une sonde dans le col utérin pour l'accrocher et l'abaisser. De cette manière on agirait avec plus d'efficacité sur la totalité de l'organe par le vagin et par le rectum; et si on ne parvenait pas à effectuer la réduction, au lieu de faire la ponction, ne pourrait-on pas perforer les membranes avec cette sonde.

SUITES.

Les suites de la réduction de l'utérus rétroversé dans l'état de grossesse sont loin d'être aussi simples et aussi heureuses qu'on serait porté à le supposer d'après les trois faits que j'ai observés. Quelquefois, en effet, les manœuvres auxquelles on s'est livré, même avec précautions, à l'aide des doigts introduits dans le vagin et dans le rectum, ont déterminé l'avortement, et dans quelques cas cet accident lui-même a été suivi de métro-péritonite et de la mort de la malade.

Je crois, d'après les faits qui m'appartiennent, que les pressions exercées par le rectum sont moins dangereuses que par le vagin, attendu que dans le premier cas l'utérus n'est pas soumis à une action directe, capable dé causer des désordres graves. Au reste, les suites seront d'autant plus graves que la grossesse sera plus avancée et qu'on aura tardé plus longtemps à remédier au déplacement.

Après la réduction, il est inutile à mon avis de faire placer les femmes sur le ventre ; on doit se contenter de tenir le bassin fortement élevé et les cuisses fléchies. Je ne recommanderais la position renversée que dans la rétroversion commençante ou après le redressement, afin d'empêcher l'enclavement si l'élevation du bassin ne suffisait pas.

Pour empêcher la récidive, il faut engager la femme à rester au lit ou étendue sur un canapé, le plus longtemps et le plus souvent possible, jusqu'à ce que la grossesse soit arrivée au cinquième mois, époque où il est peu à craindre que la rétroversion se reproduise. On recommandera aussi d'éviter les efforts pour uriner et pour aller à la garderobe.

Dans tous les cas, quelle que soit la facilité avec laquelle on ait réduit l'utérus, il est nécessaire de faire appliquer des sangsues à l'hypogastre, ainsi que des cataplasmes émolliens et de prescrire des boissons délayantes, des bains, etc.

Si la rétention d'urine persistait, il faudrait pratiquer le cathétérisme, afin d'éviter que la vessie distendue ne vienne en pesant sur l'utérus à reproduire le déplacement de cet organe.

RÉSUMÉ.

Ce travail peut se résumer dans les conclusions suivantes :

1º La rétroversion de la matrice dans l'état de grossesse est un accident grave et très souvent funeste si l'on n'y remédie efficacement.

2º Pour réduire l'utérus rétroversé dans l'état de grossesse, sans autre secours que les doigts, il faut agir plutôt par le rectum que par le vagin, en poussant fortement l'organe au-dessus de l'angle sacro-vertébral.

3º Les trois faits heureux de réduction, rapportés dans la première partie de ce Mémoire, prouvent la possibilité de réduire par le rectum l'utérus ainsi déplacé et distendu, jusqu'à trois et quatre mois de grossesse même lorsqu'il existe des adhérences ; et les succès obtenus par le procédé très simple que j'ai indiqué sont des plus encourageans pour les praticiens.

BIBLIOGRAPHIE.

Lorsqu'on écrit sur un sujet important et qu'on cite des faits à l'aide desquels on est parvenu à éclairer quelques unes des questions qui s'y rattachent, on doit, ce me semble, fournir au lecteur tous les élémens de conviction et lui permettre d'apprécier la valeur des assertions qui ont été émises. Conséquent avec ce principe, j'ai déjà dans d'autres occasions publié *in extenso* les faits qui avaient servi de base à mes travaux ; j'en agirai de même pour ce mémoire par les raisons que j'ai indiquées ; j'ajouterai que la littérature médicale est actuellement si vaste, qu'il me paraît indispensable d'éviter des recherches pénibles, impossibles ou infructueuses, pour trouver des observations semées çà et là dans différens ouvrages ou journaux périodiques. Je crois, en un mot, que c'est

rendre un véritable service que de donner dans une mono-
graphie la preuve à côté de la démonstration et de fournir
des faits qui pourront servir beaucoup aux praticiens s'ils en
rencontrent de semblables, soit pour les éclairer dans la marche qu'ils auraient à suivre, soit pour leur apprendre à éviter
les fautes qui auraient pu être commises.

Les observations de rétroversion de l'utérus dans l'état de
grossesse que j'ai pu récueillir sont au nombre de vingt-cinq;
bien que je ne doute pas qu'en faisant de nouvelles recherches
pour lesquelles le temps m'a manqué, je n'eusse pu en trouver
un plus grand nombre, je pense néanmoins que celles qui vont
suivre suffiront pour remplir le but que je me suis proposé.
J'ai classé les faits par ordre chronologique autant que cela
m'a été possible, et lorsque les dates précises manquent, je les
ai rangés dans l'ordre de leurs publications; j'ai donné ensuite
la statistique de ces faits, sous le rapport de l'âge des femmes,
de l'époque de la grossesse à laquelle la rétroversion s'est ma-
nifestée ou a donné lieu à des accidens; enfin j'ai insisté parti-
culièrement sur la question importante du procédé, qui mérite
toute notre attention.

Je termine la partie bibliographique de mon travail par la
relation d'un fait qui prouve toute l'importance du diagnostic
relativement au sujet qui nous occupe.

Première observation. — Rétroversion de l'utérus au quatrième mois de la
grossesse; accidens survenus à la suite d'une frayeur qui avait déterminé
une syncope; grandes difficultés d'uriner; tentatives de réduction par le
vagin et par le rectum; insuccès; mort le surlendemain. — A l'autopsie, on
a constaté la rétroversion; l'utérus renversé et gonflé était tellement incarcéré qu'on fut obligé, pour le déplacer, de diviser la symphyse des pubis. —
Traité pratique des accouchemens, par M. Moreau, 1838, tome 1er,
page 210. Extrait du *Medical observat. inquir.*, vol. iv, page 401.

Voici de quelle manière ce fait est rapporté :

« Une jeune femme de Londres, parvenue au quatrième mois de sa grossesse, eut une frayeur et éprouva une syncope. Elle eut ensuite une grande difficulté pour uriner et aller à la garderobe ; cette difficulté augmenta les jours suivans. Sept jours après, Walter Wall fut appelé ; il sonda la malade, et donna issue à trois pintes environ d'urine. Il essaya ensuite d'administrer un lavement, mais il ne put faire pénétrer que peu de liquide dans l'intestin. Le soir, il sonda de nouveau, et fit sortir plus d'une pinte d'une urine rouge et sanguinolente. Wall, ayant touché la malade par le vagin, rencontra une tumeur énorme qui comprimait cet organe contre la face interne des pubis. Il ne put trouver le col, ni reconnaître l'orifice de l'utérus. En touchant ensuite par le rectum, il trouva la même tumeur qui pressait l'intestin contre le coccyx. Cette disposition lui rappela ce qu'il avait entendu dire par Grégoire sur la rétroversion de l'utérus. Il tenta, mais en vain, de re-placer ce viscère, et pria Guillaume Hunter de venir voir cette jeune femme qui était déjà très affaiblie. Hunter, portant le doigt dans le vagin, éloigna la tumeur des pubis, et procura l'issue d'une grande quantité d'urine. Après avoir fait placer la malade sur les genoux et sur les coudes, il tenta de repousser de bas en haut le fond de l'utérus au moyen de deux doigts introduits dans le rectum, tandis qu'avec deux doigts de l'autre main placés dans le vagin, il essayait d'attirer le col en bas. Ces tentatives furent infructueuses, et la malade succomba le sur-lendemain.

» A l'ouverture du corps, la vessie distendue par l'urine occupait la presque totalité de la région antérieure de l'abdomen. L'utérus, ren-versé dans le bassin, formait une tumeur arrondie qui soulevait le col de la vessie ; le col de l'utérus était de niveau et appuyait sur le bord supérieur des pubis ; le fond, dirigé en bas et en arrière, pressait le rectum près de l'anus. L'utérus renversé et gonflé était incarcéré dans la cavité pelvienne à un tel point, que, pour le redresser, il fallut diviser la symphyse des pubis. »

DEUXIÈME OBSERVATION. — Rétroversion de l'utérus au troisième mois de la grossesse, survenue à la suite d'une compression exercée sur le ventre ; rétention d'urine ; réduction ; guérison. — FRANCE, *thèse de Paris*, 1806.

« Mon père, dit M. France, fut appelé, il y a quelques années, au secours d'une femme enceinte de trois mois environ, et qui venait d'é-prouver une violente compression sur le ventre par l'essieu d'une voi-ture. Rendu auprès de la malade, il la trouva très souffrante, se plai-gnant de violens maux de reins, de picotemens à la vulve, de douleurs dans le ventre, et ne pouvant uriner. Elle était d'un tempérament sanguin. Il la fit saigner du bras, dans la vue de prévenir les accidens qui sont souvent la suite de semblables froissemens. Cela fait, il la toucha, et reconnut un déplacement de la matrice ; le col s'était placé derrière le pubis, et son fond devant le sacrum. Les accidens commençaient à prendre de l'intensité. Cependant, comme la vessie n'était pas très distendue, que la maladie était récente, et que la saignée avait occasionné un peu de relâchement, il crut le moment favorable pour la réduction, qui s'effectua sans difficulté comme il l'avait prévu.

» On vit bientôt disparaître tous les accidens, et la malade fut promptement rétablie. »

TROISIÈME OBSERVATION. — Rétroversion de l'utérus au troisième mois de la grossesse chez une femme âgée de 38 ans ; rétention d'urine, etc.; tentatives de réduction qui ont été suivies de succès, le onzième jour seulement. — FRANCE, *thèse de Paris*, 1806.

« Le 22 germinal de l'an XIII, je fus appelé pour visiter Mme Frév..., demeurant cour des Messageries, rue Notre-Dame-des-Victoires. Cette dame était enceinte de trois mois environ. Elle éprouvait des douleurs de reins, et croyait être sur le point de faire une fausse couche. La personne qui vint m'appeler ajouta que les eaux commençaient à couler. Rendu auprès de la malade, je la trouvai au lit, très souffrante, et présentant à peu près les symptômes qu'on avait annoncés. Je pris d'elle toutes les informations nécessaires ; je lui demandai si elle n'avait pas commis quelque imprudence, fait quelque effort ou chute, reçu quelque coup qui pût occasionner l'accident qu'elle craignait. Elle me répondit que la veille elle avait roulé des petits tonneaux d'argent et avait aidé son mari à les peser, mais qu'elle ne s'était point aperçue que ce travail eût exigé d'elle des efforts extraordinaires et qui pussent la blesser ; qu'au surplus, elle ne s'était ressentie de rien ; qu'elle avait soupé avec appétit, qu'elle s'était couchée tranquillement et avait dormi à son ordinaire ; mais que le matin elle avait été réveillée par une pressante envie d'uriner qu'elle n'avait pu satisfaire, tout en y employant des efforts ; que, vers les onze heures, elle avait senti quelque chose se déranger dans son ventre, et que, depuis ce moment, elle éprouvait de violens maux de reins et rendait des eaux, ce qui la portait à croire qu'elle allait faire une fausse couche. D'après cette déclaration, pour m'assurer positivement de ce qui avait lieu, je demandai à toucher la malade. Je reconnus que les douleurs dont elle se plaignait n'étaient nullement les avant-coureurs d'une fausse couche, mais qu'elles étaient occasionnées par une rétroversion de la matrice, et que ce qu'elle croyait être les

eaux de l'amnios n'était qu'un écoulement d'urine qui se faisait par regorgement. Je lui déclarai sa situation, et lui dis que, sans être dange-
reuse, elle pouvait le devenir, si l'on n'y portait promptement remède ;
que la première indication à remplir était de vider la vessie par le
moyen de la sonde.

» Cette dame, rassurée sur le danger de la fausse couche, et ne pré-
voyant pas celui de la situation où elle se trouvait, se refusa absolument
à l'opération, qui lui paraissait inutile, disait-elle, puisque de mon aveu,
ce qu'elle croyait être les eaux était un écoulement d'urine. J'eus beau
lui dire que cet écoulement n'était pas naturel ; qu'il ne tarderait pas à
cesser totalement ; qu'elle serait toujours obligée de subir l'opération,
qui deviendrait d'autant plus difficile, qu'elle serait plus retardée, tous
mes raisonnemeus furent inutiles, elle ne voulut pas entendre parler de
la sonde. Je n'insistai plus et me retirai, après avoir ordonné des lavemens émolliens et huileux, des fomentations sur le ventre et les parties
de la génération.

» Le lendemain, je revins. Je trouvai la malade plus souffrante, mais
en même temps plus raisonnable. La vessie s'était remplie de plus en
plus, et avait pressé davantage sur la matrice ; celle-ci s'était engagée dans
le bassin, et d'une part, portant fortement contre le rectum, empêchait
la sortie des matières fécales ; et de l'autre, comprimant immédiatement
aussi le canal de l'urètre, ne permettait plus l'issue des urines.

» La malade ressentait des tiraillemens dans les aines, des cuissons à
la vulve ; enfin des douleurs comme dans l'enfantement. Se voyant ainsi
en proie à des maux qui croissaient à chaque instant, elle se décida à se
laisser sonder. Ce ne fut pas sans difficulté que j'introduisis la sonde,
parce que, comme je l'ai dit plus haut, le museau de tanche comprimait
fortement le canal de l'urètre, et empêchait l'instrument de pénétrer
dans la vessie. Je portai le doigt indicateur dans le vagin, à côté de la
symphyse du pubis ; je pesai fortement de devant en arrière sur la matrice ; je parvins à l'éloigner du col de la vessie, et ensuite la sonde arriva facilement.

» Par cette première opération, je tirai près de quatre pintes d'u-
rine. La malade fut soulagée. Une seconde opération devint bientôt
nécessaire, et lui procura le même soulagement. Je voulus savoir alors si
le moment était favorable pour opérer la réduction ; mais la matrice
était si gonflée, et remplissait si exactement l'excavation du bassin, que
toutes mes tentatives furent infructueuses. D'ailleurs, je craignais d'irriter et d'augmenter l'inflammation. Je ne fus pas fâché d'être obligé de
différer, pour me donner le temps de combattre les accidens, en em-

ployant les antiphlogistiques. J'ordonnai donc la continuation des demi-bains, des lavemens émolliens et des fomentations.

» Le traitement s'effectua pendant quelques jours, durant lesquels j'eus la précaution de tenir la vessie dans l'état de vacuité, en introduisant la sonde jusqu'à trois fois par jour.

» L'indication était d'empêcher une nouvelle pression, et d'attendre la diminution du volume de la matrice. Au septième jour, les accidens étaient diminués de beaucoup. Je tentai de nouveau la réduction, que je ne pus effectuer que le onzième jour, mais avec assez de facilité. Tous les accidens ne cessèrent pas pour cela ; la rétention d'urine avait encore lieu, parce que la vessie recouvrait difficilement son ressort. En conséquence, je changeai le mode de traitement ; je fis cesser tout ce qui pouvait apporter du relâchement, et j'eus recours aux toniques, tels que les demi-bains aromatiques, les fomentations avec du vin aromatisé sur la région hypogastrique, un régime sec et fortifiant, recommandant à la malade de garder le lit le plus longtemps possible (elle ne voulut pas porter de pessaire) ; de ne point faire d'efforts pour uriner ou aller à la selle ; de prendre deux lavemens tous les jours.

» A l'aide de ces moyens, madame Frév... se trouva guérie au bout de trente-cinq jours. La gestation n'a nullement souffert, elle est accouchée heureusement au terme ordinaire. »

QUATRIÈME OBSERVATION. — Rétroversion de l'utérus au cinquième mois de la grossesse ; essais infructueux de réduction par Coutouly et autres ; par le rectum, Evrat réduit heureusement avec une baguette ; accouchement à terme de deux jumeaux. — *Traité pratique des accouchemens, par* M. MOREAU, 1838, tome 1er, page 225. *Fait tiré de la pratique de* M. EVRAT.

« Il y a plus de trente ans, une femme, qui habitait rue du Cherche-Midi, n° 14, enceinte de cinq mois environ, affectée de rétroversion, éprouvait quelques uns des accidens graves que nous avons dit survenir en pareilles circonstances. Les essais de réduction, faits par plusieurs médecins, entre autres par Coutouly, avaient été infructueux ; M. Evrat, en présence de ses confrères, fit coucher la femme sur le côté gauche, introduisit dans le rectum une baguette garnie d'un tampon de linge enduit de cérat, puis portant deux doigs dans le vagin, il saisit le col de l'utérus, et faisant manœuver les doigts et la baguette en sens inverse, il rétablit, non sans peine, l'utérus dans sa position normale. Malgré les efforts longs et soutenus auxquels il fallut se livrer pour redresser l'utérus, cette femme conserva sa grossesse, parvint à son terme et accoucha heureusement de deux jumeaux bien portans. »

CINQUIÈME OBSERVATION. — Rétroversion de la matrice chez une femme âgée de trente-huit ans ; rétention d'urine ; point de tentatives de réduction ; ponction par le rectum ; avortement ; guérison comme après une fausse couche ordinaire. — *Obs. de* M. VIRICEL. — *Extrait de la thèse de* M. FINAZ, *intitulée : Quelques observations recueillies à l'Hôtel-Dieu de Lyon, Paris*, 1813, n° 78.

« Philiberte Corlin, de Tournus, âgée de trente-huit ans, d'un tempérament sanguin, mariée depuis dix-huit mois, était affectée d'une rétention d'urine pour laquelle elle vint réclamer des secours àl'hôtel-Dieu ; elle était enceinte depuis cinq mois, et s'était bien portée dans le commencement de sa grossesse : depuis un mois seulement elle éprouvait de grandes difficultés pour uriner accompagnées de violentes coliques qui la privaient souvent du sommeil. En examinant de plus près la malade, on aperçut au périnée une tumeur qui le faisait saillir d'une manière marquée, qui poussait fortement le rectum en bas et en arrière, et dilatait en même temps l'anus, où on la sentait facilement en introduisant le doigt à l'entrée de l'intestin ; on reconnaissait alors qu'elle était fluctuante dans plusieurs points, surtout en bas et en arrière, et qu'elle était dure et rénitente dans d'autres; on jugea que la tumeur occupait toute la cavité du petit bassin, et qu'elle s'élevait même au-dessus du pubis, où elle formait, conjointement avec la vessie dilatée par l'accumulation de l'urine, une saillie considérable. Le doigt indicateur porté dans la vulve sentait la tumeur à travers la paroi postérieure du vagin; celui-ci était appliqué contre la symphise du pubis avec tant force, que le doigt pouvait à peine y pénétrer, il se dirigeait presque directement en haut, et l'on ne pouvait parvenir jusqu'au col de la matrice. On s'occupa d'abord à vider la vessie; on eut beaucoup de peine à y parvenir ; il fallut pour cela se servir d'une petite sonde d'homme, dont la concavité répondait à l'arcade du pubis, et dont la pointe raclait la symphyse en se portant presque perpendiculairement en haut; on donna issue à une grande quantité d'urine, ce qui diminua sensiblement la saillie qui existait au-dessus du pubis, ainsi que les douleurs, le volume de la tumeur du périnée restant d'ailleurs toujours le même, quoique la vessie fût vidée; il ne fut pas plus facile qu'auparavant de parvenir jusqu'au museau de tanche, et le diagnostic ne put être éclairci par le toucher de cette partie ; mais les circonstances dont je viens de parler furent suffisantes pour faire reconnaître une rétroversion de la matrice, dont le fond s'était porté en bas et en arrière, entre le rectum et le vagin, et le col en sens contraire.

» La difficulté que l'on éprouvait à introduire le doigt dans le vagin, le volume des parties, l'ancienneté de la maladie, étaient autant de circon-stances qui s'opposaient à toute tentative de réduction de la matrice, et à ce qu'on pût la ramener à sa position naturelle, en passant sur le museau de tanche, et en poussant le fond par le rectum ; cependant les douleurs qu'éprouvait la malade, et le temps depuis lequel la maladie existait, ne permettant pas de différer davantage, on se détermina à faire la ponction de l'utérus, non par le vagin, mais bien par le rectum, dans le point où la tumeur présentait le plus de fluctuation; on se servit pour cela du trois-quarts courbe, employé pour la ponction de la vessie au-dessus du pubis ; le poinçon pénétra dans la matrice sans causer beaucoup de douleur (1) ; il sortit par la canule à peu près une demi-pinte d'une sérosité claire et sans odeur ; le ventre s'affaissa un peu : la femme fut soulagée, et l'on reconnut assez distinctement les parties de l'enfant à travers les parois de la tumeur; mais il fut aussi impossible qu'aupa-ravant d'atteindre le museau de tanche.

» Après quelques heures, la malade éprouva des tranchées utérines qui se dissipèrent assez promptement, et le lendemain elle ne se sentait d'autre mal que celui qui résultait de la difficulté d'uriner, et d'une légère cuisson dans la plaie.

» Pendant les quatre jours qui suivirent, il y eut des alternatives de repos et de douleurs peu vives, que la femme disait être des coliques ; enfin, le cinquième, vers les neuf heures du matin, après deux ou trois heures de douleurs plus intenses que les jours précédens, la malade se débarrassa d'elle-même tout à coup d'un fœtus mort, mais bien conformé, paraissant à peu près du terme de quatre mois et demi à cinq mois. Aucun chirurgien n'ayant été présent au travail, on n'a pu constater le retour gradué des parties à leur première situation ; mais après l'avor-tement, on les trouva dans l'état naturel ; seulement le museau de tan-che était encore légèrement incliné en haut.

» Un mois après la malade sortit de l'hôpital, n'éprouvant d'autre in-commodité qu'une incontinence d'urine, dont elle a guéri depuis. »

Sɪxɪèᴍᴇ ᴏʙsᴇʀᴠᴀᴛɪᴏɴ. — Rétroversion de l'utérus chez une femme âgée de 25 ou 28 ans, survenue au troisième mois de la grossesse à la suite d'une chute qu'elle fit étant chargée d'un lourd fardeau; rétention d'urine, etc.; tentatives inutiles de réduction par le rectum; réduction spontanée; morte une semaine après; pas d'avortement. — *Traité pratique des maladies de l'utérus, etc., par* Mad. Boɪᴠɪɴ *et* Duᴄès, tome 1ᵉʳ, page 165.

« Le 4 décembre 1825, j'ai été consulté par M. Esᴛᴏɴ fils, agrégé près

(1) Cette opération a été faite par M. Viricel.

la Faculté de Montpellier, pour une femme âgée de vingt-cinq à vingt-huit ans, d'une constitution moyenne, et déjà mère de plusieurs enfans. Les règles ayant souvent manqué à cette femme après les accouchemens précédens, quoique la grossesse n'existât pas, elle ne pouvait attacher une valeur bien grande à l'aménorrhée actuelle; cependant elle présumait être grosse d'environ trois mois, lorsque, violemment heurtée à la région lombaire, elle tomba sur les genoux, le tronc renversé en arrière, de sorte que le fardeau qu'elle portait sur la tête fut précipité sur l'abdomen. Dès ce moment, douleurs dans l'hypogastre et les lombes, sentiment d'un poids incommode dans la région pelvienne, rétention d'urine, constipation. M. Estor trouva que ces accidens étaient causés par une tumeur rénitente, assez élevée dans le bassin, et qui lui parut avoir le volume de la tête d'un enfant à terme; il combattit les accidens inflammatoires par l'emploi des sangsues, des bains de siége, et remédia, par le cathétérisme, à la rétention d'urine. Mais les symptômes avaient à peine diminué douze jours après l'accident. Appelé alors, je reconnus l'état suivant : face pâle, pouls faible, mais non fébrile, l'abdomen un peu météorisé, hypogastre sensible; quelques vomissemens avaient eu lieu la nuit précédente. En portant le doigt dans la vulve, je sentis qu'elle était comme fermée par la paroi postérieure du vagin qui fuyait en avant. Ce canal, aplati contre les pubis, admettait à peine le doigt; au-dessus des pubis il était plus large, et je crus sentir là le col de la matrice en arrière, mais il me fut impossible de tourner de ce côté la pulpe du doigt. L'urètre était aussi aplati et tiré en haut, son orifice placé un peu derrière la symphyse pubienne. En portant le doigt dans le rectum, je constatai que la cloison recto-vaginale était épaissie, et qu'elle était tendue sur l'orifice inférieur du vagin, plutôt par le tiraillement de ce canal en avant, que par la pression d'une tumeur. La partie inférieure du rectum était vide, large, plissée; plus haut, cet intestin fuyait à droite et en avant; à gauche et en arrière était la tumeur déjà explorée par M. Estor, arrondie, rénitente, paraissant un peu mobile, mais cependant retenue par des obstacles assez puissans; elle occupait la concavité du sacrum, mais ne descendait pas jusqu'au coccyx. Les rides du rectum empêchaient de bien apprécier la forme et la consistance de cette tumeur qui ne paraissait pas être égale et régulière dans tous ses points. En portant la main sur l'hypogastre, je ne sentis aucun corps résistant. Une sonde, portée dans la vessie, donna issue à quelques gouttes d'urine; elle causa beaucoup de douleur. Je ne voulus pas fatiguer davantage la malade : on venait d'appliquer des sangsues; je crus devoir en attendre l'effet et laisser revenir les forces avant de tenter de plus amples recherches et une réduction assez pénible, si, comme je le pensai au premier abord, la matrice était en rétroversion. Le 5, au matin, j'essayai vainement de réduire le fond de l utérus avec les doigts portés dans le rectum ; le point comprimé cédait à la pression, mais la tumeur ne changeait pas de place. M. Estor ne fut pas plus heureux dans ses tentatives, quoique nous eussions varié les attitudes de la malade ; il eût été de toute impossibilité d'introduire la main dans le vagin pour agir sur le fond de la matrice, puisque le canal était tout-à-fait tiré en avant. Il fallut encore laisser reposer cette malheureuse femme et remettre au lendemain de nouveaux efforts ou des déterminations nouvelles ; mais, dans la nuit, de l'eau s'écoula par le vagin ; et, le 6, nous trouvâmes l'utérus spontanément redressé, le museau de tanche au centre du bassin, le vagin rétabli dans sa direction ordinaire, et le rectum libre. Nul doute que nos pressions n'aient contribué à favoriser la rupture des membranes et l'écoulement d'eaux qui, en désemplissant la matrice, lui permit de se relever. L'avortement était inévitable ; il fallait l'attendre, car le travail n'était pas commencé ; je cessai de voir cette femme et ne retournai près d'elle que pour la trouver presque agonisante, par suite de la péritonite dont les progrès n'avaient pu être enrayés. L'avortement n'avait pas eu lieu encore, lorsque la mort survint ; une semaine à peu près s'était alors écoulée depuis la réduction. Nous ne pûmes obtenir l'ouverture du cadavre.

Septième observation. — Rétroversion de l'utérus, au troisième mois de la grossesse, chez une femme âgée de 33 ans ; gêne pour uriner, puis rétention ; tentatives inutiles de réduction par le vagin et par le rectum ; ponction à travers la paroi postérieure du vagin ; morte le jour de l'opération ; la matrice contenait un fœtus de trois à quatre mois ; péritonite générale. — *Traité pratique des accouchemens, par* M. Moreau, 1838, tome 1ᵉʳ, page 230. *Fait recueilli par* M. le docteur P. Craninx, *professeur d'accouchemens à Louvain.*

« Marie Catherine Holling, de Villebringen, âgée de trente-trois ans, servante, d'une stature assez élevée, d'une constitution forte, n'avait jamais eu de maladie. La menstruation, qui s'était établie chez elle à quatorze ans, se continua depuis d'une manière périodique, régulière et facile. Deux accouchemens se firent par les seules forces de la nature et en peu de temps.

» Lorsque cette femme entra à l'hôpital de Louvain, 20 novembre 1834, il y avait trois mois que le flux menstruel avait cessé de paraître, circonstance qui, jointe aux nausées, lui fit croire qu'elle était enceinte.

» Vers le commencement d'octobre (environ six semaines après l'époque de la suppression des règles), elle éprouva de la gêne pour uriner et pour aller à la selle. Le 15 du même mois, pendant qu'elle vaquait à ses occupations, il lui survint tout-à-coup, et par suite de l'impression du froid (dit-elle), une douleur dans la région hypogastrique, plus vive que celle de l'enfantement, accompagnée d'un ballonnement considérable du ventre. Forcée de se mettre au lit, elle souffrit cruellement toute la nuit. Le lendemain le ballonnement avait en grande partie disparu, les souffrances avaient diminué. Comme il y avait constipation et rétention d'urine, elle consulta un pharmacien qui lui administra des purgatifs et quelques tisanes, probablement diurétiques. Des évacuations alvines et urinaires s'en suivirent, mais la difficulté pour uriner et pour aller à la garderobe persista. Les symptômes s'étant aggravés le 19 novembre, la malade se décida à entrer à l'hôpital ; elle était dans l'état suivant :

» Décubitus sur le dos, flexion des jambes sur les cuisses, des cuisses sur le bassin ; face pâle, décomposée, grippée ; paupières supérieures pendantes, yeux enfoncés dans les orbites, ailes du nez se dilatant à chaque inspiration, lèvres pâles, sèches ; dents fuligineuses, paroles faibles, entrecoupées ; amaigrissement général, peau sèche et chaude, douleur vive, continue, s'exaspérant par la moindre pression dans toute l'étendue de l'abdomen, se propageant de l'hypogastre au périnée, aux lombes, aux aines, et jusque vers la partie supérieure et interne des cuisses ; hoquet, vomissemens fréquens d'un liquide vert foncé, grumelé ; langue rouge à sa pointe et à ses bords, couverte d'une couche jaunâtre à son centre ; sensation d'amertume dans la bouche, prompt vomissement de tout ce que la malade ingère ; pouls faible et accéléré, respiration gênée, fréquente, costale ; intégrité des facultés intellectuelles ; rétention complète d'urine ; le cathétérisme fournit un liquide trouble mêlé de sang, extrêmement fétide et déposant une grande quantité de matière purulente ; le canal de l'urètre est placé dans une direction presque verticale, derrière le pubis.

» Pour confirmer le diagnostic d'une affection que les symptômes énumérés permettaient assez de soupçonner, M. Craninx eut recours au toucher.

» Par le vagin, il trouva le museau de tanche au niveau du bord supérieur du corps des pubis ; ses lèvres étaient molles, assez épaisses et laissaient entre elles une petite ouverture arrondie, qui permettait d'y introduire l'extrémité du doigt. Il rencontra en haut du vagin un segment de sphère formé par la matrice. Celle-ci offrait le volume d'une tête d'enfant à terme.

» Par le rectum, le doigt rencontrait le même corps qui pesait sur l'intestin, et le déprimait de manière à l'oblitérer en quelque sorte. La tumeur occupait une grande partie de l'excavation du bassin.

» Les symptômes qui avaient précédé l'examen attentif de ceux qui existaient au moment de l'entrée de cette femme à l'hôpital, l'exploration des organes génitaux, autorisaient à croire qu'il y avait : 1° grossesse de trois à quatre mois, 2° rétroversion de la matrice, 3° cystite et péritonite consécutives.

» La femme étant placée dans la position la plus favorable, M. Craninx introduisit les doigts dans le vagin et dans le rectum pour replacer l'utérus dans sa position naturelle; la même tentative, faite au moyen d'une sonde placée dans l'ouverture du col, échoua également. La matrice restait fixée, comme enclavée entre le sacrum et le pubis. On prescrivit des cataplasmes, des lavemens, une potion calmante, et quelques sangsues sur les points les plus douloureux de l'abdomen. On sonda la femme.

» Le lendemain les mêmes tentatives furent renouvelées, avec le même insuccès. Dès lors, la ponction de la matrice parut être la seule ressource pour replacer ce viscère dans sa situation naturelle et sauver la mère aux dépens de l'enfant, s'il en était temps encore. MM. les professeurs Baud et Lanthier étant du même avis sur ce point, M. Craninx procéda immédiatement à l'opération. La matrice se trouvant, par suite de son renversement, assez rapprochée de la vulve, on put se servir d'un trois quarts à hydrocèle; on le conduisit au moyen de l'indicateur gauche, il fut enfoncé à travers la paroi postérieure du vagin et de la matrice. Il s'écoula à l'instant même environ une pinte de liquide qui offrait tous les caractères de l'eau de l'amnios, et la matrice diminua considérablement de volume. La malade n'avait éprouvé aucune douleur, elle se disait soulagée; ainsi que l'opérateur, elle concevait quelque espoir. La face s'étant ranimée et le pouls relevé, on renouvela immédiatement après les tentatives de redressement. La matrice, réduite au tiers du volume qu'elle avait avant la ponction, se laissa déplacer un peu; on put amener le museau de tanche au niveau de l'arcade pubienne, et relever légèrement le fond du viscère. Quelques boissons adoucissantes et légèrement nourrissantes furent accordées à la femme. Dans l'après dînée de la même journée, le pouls redevint petit, le hoquet et les vomissemens reparurent; ils devinrent de plus en plus fréquens dans la soirée; les extrémités se refroidirent, et la mort arriva vers le milieu de la nuit.

» *Nécropsie.* — A l'ouverture de l'abdomen, on trouva les traces d'une péritonite générale : épanchement, fausses membranes, adhérences, etc. La vessie était percée d'une ouverture gangréneuse, et avait contracté des adhérences avec l'épiploon. La matrice, placée presque parallèlement au détroit supérieur, était plongée dans l'excavation, et offrait le volume du poing; sa face antérieure était dirigée vers la cavité abdominale. La symphyse ayant été divisée et écartée des pubis, on trouva le col placé au niveau de la partie supérieure de l'arcade pubienne; les membranes étaient engagées dans l'ouverture du col. Celle-ci offrait la largeur d'une pièce de deux francs. La matrice contenait un fœtus de trois à quatre mois, en position occipito-cotyloïdienne gauche. Le fond du viscère était adhérent à l'intestin rectum, qui, par anomalie, occupait le côté droit du bassin. Le diamètre sacro-pubien était de quatre pouces quatre lignes. La courbure du sacrum était un peu plus prononcée que dans l'état ordinaire. »

A défaut de dates précises qui manquent pour quelques-uns des faits de M. Martin le jeune, nous avons cru ne pouvoir mieux faire que de les réunir ici à la date de la publication de l'ouvrage qui les renferme tous.

HUITIÈME OBSERVATION. — Rétroversion de la matrice au troisième mois de la grossesse, chez une femme âgée de 32 ans; accidens survenus à la suite d'un effort pour soulever un fardeau pesant; rétention d'urine, etc.; réduction, avortement; guérison. — MARTIN LE JEUNE, *Mémoires de Médecine et de Chirurgie pratiques*, 1835, page 140.

« Madame Pin, âgée de trente-deux ans, marchande de sel, rue de la Gerbe, avait porté deux enfans à terme, et avait éprouvé un avortement au deuxième mois d'une troisième grossesse. Elle avait eu, suivant son rapport, une chute de matrice survenue après un travail pénible, et à laquelle un chirurgien avait remédié en refoulant cet organe prêt à s'échapper par la vulve, et en prescrivant le repos dans une position horizontale.

» Dans les premiers jours de février 1810, étant enceinte de trois mois, elle fit un effort en aidant un homme à placer sur ses épaules un sac de sel pesant plus de cent livres; à l'instant même elle ressentit dans les reins une douleur qui persistait cinq jours après, lorsqu'une perte utérine se manifesta et fut accompagnée de coliques vives, revenant par intervalles. Mon collègue et ami Dumas, qui fut appelé auprès de cette dame, trouva l'orifice de la matrice fermé, le museau de tanche occupant le centre du vagin. Il prescrivit le repos du lit, une tisane délayante, et crut pouvoir annoncer un avortement. Les contractions de la matrice devinrent de plus en plus fortes; les urines et les selles furent supprimées pendant près de douze heures; la perte diminua, et finit par s'arrêter; une douleur vive et constante dans le côté gauche de l'hypogastre, augmentant à chaque contraction utérine, fit pousser à la malade des cris lamentables pendant toute la nuit. Le matin elle urina avec douleur, mais fut un peu soulagée.

» Le docteur Dumas m'ayant fait appeler en consultation, nous reconnûmes ensemble une rétroversion complète de matrice : le col de l'utérus était placé derrière le pubis et un peu à droite; son fond était appuyé contre le sacrum. Le corps de l'organe formait dans le vagin une tumeur arrondie, du volume du poing, déprimant la paroi postérieure de ce conduit. Cette tumeur était douloureuse au toucher; elle présentait une résistance qui annonçait l'engorgement inflammatoire de la matrice. L'orifice ouvert, qu'on touchait avec difficulté, laissait échapper une portion de placenta engagée dans la cavité du col utérin. La position renversée de la matrice, et la pression de son orifice derrière le pubis, expliquaient la suppression de la perte et la rétention du sang dans la cavité utérine, ce qui devait engorger et irriter les parois de l'organe, rendre les douleurs intolérables et impuissantes pour opérer la délivrance.

» Le docteur Dumas introduisit la sonde dans la vessie; mais il n'en sortit que peu d'urine. Il essaya ensuite de replacer la matrice; la résistance qu'il éprouva, les cris de la malade l'obligèrent à cesser les manœuvres. Il me pria de le remplacer; ce ne fut qu'avec beaucoup de peine que je parvins à rendre à l'utérus sa position naturelle. L'orifice, ramené au centre du vagin, était assez dilaté pour recevoir le doigt : je pus extraire une grande partie du placenta, et déchirer ce qui en restait pour en rendre l'expulsion plus facile. Cette opération mit fin à la douleur vive de l'hypogastre; mais la sensibilité et l'engorgement de la matrice, ainsi qu'une douleur sourde que la malade ressentait dans le bassin, nous décidèrent à pratiquer une petite saignée qui procura beaucoup de soulagement, et contribua, avec quelques injections émollientes portées dans la matrice, à compléter la délivrance.

» Il est évident que dans ce cas la rétroversion a été le résultat des contractions utérines et des efforts faits pour opérer l'avortement, et non de l'accident qui y a donné lieu. »

Neuvième observation. — Rétroversion de la matrice chez une femme âgée de 26 ans, grosse de six semaines ; accidens survenus à la suite d'un effort ; difficulté d'uriner, etc. ; la position déclive de la malade a suffi pour redresser l'utérus au bout de vingt-quatre heures ; hémorrhagie utérine ; avortement quinze jours après ; guérison.—**Martin le jeune,** *Mélanges de Médecine et de Chirurgie pratiques,* 1835, page 142.

« Marie Picard, femme Duvivier, âgée de vingt-six ans, élève sage-femme à l'hospice de la Charité, était enceinte de six semaines, lorsqu'en soulevant une fille qu'elle aidait dans le travail de l'accouchement, elle éprouva dans le bassin une douleur suivie d'une perte utérine qui dura huit jours. Au bout de ce temps la douleur devint plus forte, les urines coulèrent avec difficulté, sans que les selles fussent supprimées ; l'hémorrhagie utérine continuait. Je crus devoir reconnaître par le toucher l'état de la matrice ; voici ce que j'observai : cet organe, une fois plus volumineux que dans son état de vacuité, était placé de champ à la partie supérieure de l'excavation du petit bassin ; son fond, répondant au sacrum, était dirigé un peu à droite ; son orifice, placé très haut derrière le pubis, était incliné à gauche, de telle sorte que pour l'atteindre je fus obligé de recourber l'indicateur de ma main droite et de le porter en haut, en devant et à gauche. Je trouvai le museau de tanche boursouflé et assez ouvert pour admettre l'extrémité du doigt. Ce qui fut pour moi le signe d'un avortement prochain. Comme la matrice ne me parut pas fortement retenue, et que le cours des urines n'était pas intercepté, j'essayai de remédier au déplacement par la seule position. En conséquence, je plaçai sous les fesses un coussin qui les tint très élevées, tandis que les reins étaient dans une position fort déclive ; ce qui éloignait de la matrice les intestins et les viscères abdominaux, et détruisait l'effet de leur pression sur cet organe : par ce moyen, le fond de l'utérus, placé sur la même ligne d'inclinaison, fut entraîné par son propre poids et reprit sa place naturelle. Au bout de vingt-quatre heures la rétroversion se trouva réduite. L'hémorrhagie continua, et le quinzième jour, à la suite de violentes coliques, la matrice se débarrassa d'un placenta du volume d'un gros œuf de poule. »

Dixième observation. — Rétroversion de la matrice dans l'état de grossesse ; accidens survenus à la suite d'une émotion vive et d'un travail fatigant ; hémorrhagie utérine, douleurs, etc. ; réduction avec deux doigts introduits dans le vagin ; avortement ; guérison. — **Martin le jeune.** *Mélanges de Médecine et de Chirurgie pratiques,* 1835, page 144.

» Madame Pétrequin fut affectée d'une fièvre ataxique pendant

qu'elle allaitait un enfant qui mourut au neuvième mois. Cette perte fut
très douloureuse pour cette dame, dont la sensibilité était extrême. Elle
resta dès lors très faible et valétudinaire ; ses règles parurent deux fois;
une hémorrhagie utérine, d'abord abondante, puis modérée, se manifesta
et durait depuis quinze jours, lorsque je fus appelé. Cette dame se plaignait aussi de douleurs dans la matrice, et d'un poids incommode du
côté du rectum. Le toucher me fit reconnaître que le corps de l'utérus
était engorgé et très sensible ; il était dirigé un peu en arrière; le col
porté en avant était mou et boursoufflé. Je prescrivis quelques remèdes
propres à calmer les douleurs, et je ne me prononçai pas sur la nature
de l'engorgement. Malgré la continuation de la perte, qui, à la vérité
était légère, la malade ne cessa pas de vaquer à ses occupations ordi-
naires jusqu'au 19 et au 28 janvier 1816. S'étant livrée à un travail plus
fatigant pendant ces deux derniers jours, les douleurs abdominales, qui
avaient toujours été obscures, devinrent extrêmement violentes. Un besoin pressant et continuel d'aller à la selle tourmenta la malade, et dans
la nuit, au milieu des efforts qu'elle faisait pour y satisfaire, elle éprouva
dans le bassin un sentiment de craquement et comme de rupture. Le té-
nesme et les envies d'uriner persistèrent.

» M. Bellefonds, médecin à la Guillotière, passa la nuit auprès d'elle,
et prescrivit un lavement, qui ne produisit aucune évacuation. Appelé
le 22, à huit heures du matin, je pratiquai le toucher, et reconnus une
rétroversion de matrice. Le fond de cet organe, porté en arrière et à
gauche, refoulait vers la vulve la paroi postérieure du vagin, ce qui bouchait presque entièrement ce conduit, et rendait l'introduction du doigt
très difficile. On pouvait à peine atteindre le col qui était recourbé sur
lui-même, et placé en haut et à droite derrière le pubis. Après avoir fait
observer ce déplacement à M. Bellefonds, qui ne l'avait pas encore rencontré dans le courant de sa pratique, j'introduisis avec assez de difficulté
deux doigts de la main droite dans le vagin au-dessous de la tumeur que
formait l'utérus, et soulevant par degrés le corps de cet organe, je parvins à lui rendre sa position naturelle. L'orifice de la matrice resta un
peu béant, la perte rouge continua, et des tranchées assez vives se firent
sentir par intervalles.

» J'annonçai que madame Pétrequin était probablement enceinte, et
que l'avortement aurait lieu : je recommandai, en conséquence, de re-
cueillir tout ce qui s'échapperait de la matrice; mais ce soin fut né-
gligé, et je ne pus reconnaître dans les caillots qu'un lambeau de placenta très distinct, ce qui me confirma dans l'opinion que j'avais émise.
La malade éprouva presque habituellement pendant trois semaines un

sentiment de pression sur le rectum; mais l'exploration, que je réiterai deux fois, me démontra que le déplacement ne s'était pas renouvelé. Après avoir assidûment gardé le lit dans une position horizontale jusqu'aux premiers jours de mars, madame Pétrequin recouvra peu à peu sa santé habituelle. »

Onzième observation. — Rétroversion de la matrice chez une femme grosse de trois mois; accidens survenus à la suite d'un coup reçu sur le ventre; rétention d'urine, etc.; réduction par le vagin; accouchement heureux. — Martin le Jeune. *Mélanges de Médecine et de Chirurgie pratiques*, 1835, page 146.

« Sur la fin du mois de mai de l'année 1800, je fus appelé dans la rue Thomassin chez le nommé Augustin, dont la femme éprouvait depuis plusieurs heures une rétention d'urine à la suite d'un coup qu'elle avait reçue sur le ventre. J'appris de cette femme qu'elle avait fait plusieurs enfans, et que dans ce moment elle se croyait enceinte de trois mois. Ce dernier renseignement m'engagea à m'assurer de la position de la matrice, avant de procéder au cathétérisme. Je trouvai le fond de cet organe renversé en arrière, formant une tumeur considérable dans le vagin, et son orifice dirigé derrière la branche gauche de l'arcade du pubis. Je fis quelques tentatives pour replacer l'utérus avant d'avoir vidé la vessie : elles furent inutiles; mais dès que l'urine eut été évacuée, au moyen de la sonde, il me devint facile de détruire la rétroversion, en portant les doigts indicateur et médius de la main droite au-dessous de la tumeur, que je soulevai par gradation. et qui disparut tout à coup au moment où la matrice reprit sa position normale.

» Je conseillai le repos et le séjour au lit : indocile à mes avis, cette femme se leva dans la soirée; mais à peine eut-elle fait quelques pas dans sa chambre, qu'un nouveau déplacement de la matrice donna lieu à la rétention d'urine. On vint me chercher, et je remédiai à cet accident comme la première fois.

» Le repos fut observé pendant quelque temps, et l'accouchement eut lieu d'une manière heureuse, au terme ordinaire de la grossesse.

» Deux ans après, cette même femme vint me consulter pour des douleurs qu'elle éprouvait dans le bassin depuis son dernier accouchement : je la touchai, et je trouvai le col de la matrice engorgé et dirigé vers le pubis. En la faisant placer debout, je reconnus que l'utérus avait une tendance à la rétroversion, bien qu'il fût en état de vacuité, et situé très bas dans l'excavation pelvienne. »

Douzième observation. — Rétroversion de la matrice chez une femme âgée de 30 ans, grosse de trois mois ; accidens survenus à la suite d'une chute ; rétention d'urine, etc. ; cathétérisme impossible avec une sonde de femme ; réduction heureuse par le vagin et par le rectum.—Martin le Jeune. *Mélanges de Médecine et de Chirurgie pratiques*, 1835, page 147.

« Une femme âgée de trente ans, et grosse de trois mois, vint à l'hôpital réclamer des secours pour une rétention d'urine qui durait depuis plusieurs heures et qui était survenue tout à coup après une chute de sa hauteur. Comme on éprouva des difficultés à introduire la sonde, on en chercha la cause en portant le doigt dans le vagin. On y trouva une tumeur qui remplissait la partie supérieure de l'excavation du bassin, et l'on reconnut bientôt qu'elle était formée par la matrice renversée en arrière ; son col était placé derrière le pubis, et son fond répondait au sacrum. La paroi antérieure du vagin, soulevée et tendue, paraissait avoir moins de longueur ; la postérieure, déprimée, présentait des rides transversales. On essaya plusieurs fois d'introduire la sonde de femme, mais on ne put y parvenir à cause de l'espèce de coude imprimé au canal de l'urètre par la distention de la vessie : on eut recours à une sonde d'homme qui pénétra aisément, ayant eu la précaution d'abaisser un peu le col de la matrice. L'urine étant évacuée, la femme fut placée sur le dos, les cuisses fléchies sur le bassin, la tête inclinée sur la poitrine et le siége relevé par un coussin. Deux doigts introduits dans le rectum soulevèrent fortement le fond de la matrice, tandis que deux doigts de l'autre main, placés dans le vagin, abaissaient en même temps le col utérin. Par ces efforts combinés on parvint à réduire la rétroversion, qui ne se renouvela plus, la malade ayant gardé le lit pendant plusieurs jours. »

Treizième observation. — Rétroversion de la matrice chez une femme âgée de 42 ans, grosse de trois mois ; accidens survenus après des efforts pour soulever un fardeau pesant ; rétention d'urine, etc. ; réduction heureuse à l'aide de trois doigts introduits dans le vagin. — Martin le Jeune. *Mélanges de Médecine et de Chirurgie pratiques*, 1835, page 148.

« La femme Geoffret, de la commune de Vaux, département de l'Isère, âgée de quarante-deux ans, était enceinte de son quatrième enfant, lorsque le 22 août 1811, au troisième mois environ de sa grossesse, elle souleva un pesant fardeau pour le placer sur la tête d'un homme : elle ressentit aussitôt dans le bassin un mouvement extraordinaire, accompagné de légères douleurs, ce qui ne l'empêcha pas de se livrer dans la journée aux soins de son ménage. Le soir, les urines, qui avaient coulé en petite quantité depuis l'accident, se supprimèrent tout à fait. Alors survinrent des douleurs vives dans l'hypogastre, des tiraillemens dans les aines qui rendaient difficiles les mouvemens des membres inférieurs, un sentiment de pesanteur extraordinaire sur le rectum, des envies fréquentes et inutiles d'uriner et d'aller à la selle, les plus violens efforts ne faisant sortir que quelques gouttes d'urine , et quelques glaires mélangés d'un peu de matière fécale. Cette femme resta dans cet état jusqu'au 14 septembre, époque à laquelle elle vint me consulter.

»Je trouvai dans l'hypogastre une tumeur volumineuse, arrondie et fluctuante, que je reconnus être formée par la vessie distendue. Ce symptôme, joint aux renseignemens que je venais de recevoir, ne me laissa aucun doute sur le déplacement de la matrice. Je renvoyai la malade à son hôtel, et m'y transportai bientôt, accompagné du docteur Rapou, alors mon secrétaire. Nous reconnûmes l'un et l'autre une tumeur remplissant le vagin, et ayant le volume de la tête d'un fœtus à terme. Il nous fut très facile de distinguer qu'elle était formée par la matrice, dont le fond dirigé en arrière et en bas, déprimait le rectum, et poussait en avant le périnée et la paroi postérieure du vagin, tandis que le museau de tanche, placé derrière les os pubis et au-dessus d'eux un peu à droite, pressait fortement la vessie de bas en haut, et d'avant en arrière. On voit que l'utérus avait exécuté un mouvement de bascule complet, ce qui devait rendre sa réduction difficile. Après avoir situé convenablement la malade, j'introduisis avec beaucoup de peine une sonde d'homme dans la vessie, d'où je tirai cinq à six livres d'urine. Un lavement que j'avais prescrit pour vider le rectum ayant été refusé, je procédai de suite à la réduction de la matrice. Les doigts index, médius et annulaire de ma main droite repoussèrent d'abord la tumeur qui bouchait l'entrée du vagin, et, dans un second effort exercé de bas en haut, le fond de l'utérus fut relevé et reprit brusquement sa place avec un bruit sensible. La malade, couchée horizontalement sur le dos, le bassin un peu élevé, garda jusqu'au lendemain le plus parfait repos. Des fomentations d'eau froide furent faites sur le ventre ; tous les accidens disparurent, et le jour suivant cette femme, placée sur une voiture , put retourner dans son village. »

QUATORZIÈME OBSERVATION. — Rétroversion de la matrice chez une femme âgée de 33 ans, affectée depuis dix ans d'une chute de matrice ; accidens survenus à une époque de la grossesse qu'on n'a pas précisée ; difficultés d'uriner ; etc. réduction heureuse par le vagin.—MARTIN LE JEUNE. *Mélanges de Médecine et de Chirurgie pratiques*, 1835, page 150.

« La femme Huet, de Pusignan (Isère), âgée de trente-trois ans, était affectée d'une chute de matrice depuis environ dix ans, époque de sa seconde grossesse. Elle avait depuis lors accouché heureusement de trois enfans, sans éprouver aucune incommodité résultant du déplacement de l'utérus. Elle attendait ses règles le 17 décembre 1812, mais elles ne parurent point, et vers la fin de février 1813, elle éprouva des difficultés d'uriner et d'aller à la selle. Les efforts auxquels elle se livrait pour remplir ces fonctions semblaient augmenter les obstacles ; son ventre avait acquis un volume égal à celui qu'il présentait au sixième mois de ses grossesses.

» Lorsque cette femme vint me consulter le 14 mars 1813, vingt-un jours après l'apparition de ces accidens, l'urine ne coulait plus que goutte à goutte, et le passage des matières fécales était entièrement intercepté. La malade avait essayé de prendre des lavemens, qui n'avaient pas pu pénétrer dans le rectum; elle éprouvait dans le bas ventre des douleurs vives, que le besoin constant d'uriner et d'aller à la selle ne faisait qu'accroître. Ces symptômes me firent soupçonner une rétroversion de matrice, avant l'examen nécessaire pour m'en assurer. Mon confrère Raillard, qui se trouvait dans mon cabinet, n'ayant jamais rencontré cet accident dans sa pratique, m'accompagna à l'hôtel du Piémont, rue Bourchanin, où la femme Huet alla nous attendre.

» L'introduction du doigt dans le vagin me fit bientôt reconnaître une rétroversion de matrice des plus complètes. M. Raillard et M. Roussel, mon secrétaire, observèrent avec moi que le fond de l'utérus, renversé en arrière, en bas et un peu à droite, faisait saillir le périnée et la vulve. La paroi postérieure de la matrice, devenue antérieure par suite du déplacement, effaçait le conduit du vagin et bouchait son entrée de telle sorte qu'on pouvait à peine faire pénétrer un doigt dans sa cavité, en passant immédiatement au-dessous du pubis. Ce fut par ce point que j'allai à la recherche de l'orifice de la matrice, que je trouvai placé perpendiculairement en arrière et en haut de la symphyse pubienne. La paroi antérieure du vagin était tendue et relevée, le méat urinaire retiré et profondément caché dans ce conduit. J'introduisis avec quelque difficulté une sonde de femme dans la vessie : je fis couler environ cinq livres d'urine, ce qui diminua le volume de la tumeur formée par la matrice à la vulve et au périnée. Je pus alors porter deux doigts sur le fond même de l'utérus ; je formai en le soulevant une espèce de vide, à la faveur duquel je parvins, par un effort soutenu, à rendre à l'organe sa position naturelle. Le col utérin s'étant replacé au centre du vagin, je le fis toucher à mes deux confrères, qui furent étonnés comme moi de la facilité avec laquelle j'avais opéré cette réduction, qui semblait devoir être très laborieuse.

» La malade éprouva un accès de fièvre qui dura douze heures, mais qui me parut être l'effet de l'impression morale, plutôt que celui des manœuvres qu'elle venait de subir. Les urines coulèrent librement et au bout de vingt-quatre heures la femme Huet, couchée horizontalement sur le dos dans une voiture, partit pour son village. Elle ne voulut pas se soumettre à l'usage d'un pessaire que j'avais prescrit, dans le but de prévenir un nouveau déplacement. »

QUINZIÈME OBSERVATION. — Rétroversion de la matrice au quatrième mois de la grossesse ; retention d'urine, etc.; réduction par le vagin ; accouchement heureux.—MARTIN LE JEÛNE. *Mélanges de Médecine et de Chirurgie pratiques*, 1835, page 152.

« Le 9 décembre 1808, je fus appelé en consultation par le docteur Dartigues, pour la femme du sieur Perret, rue des Bouchers, n° 47. Elle était enceinte de trois mois et demi, lorsqu'en se baissant pour ramasser quelque chose elle éprouva dans le bassin une douleur, suivie d'un besoin d'uriner qu'elle ne put satisfaire. Depuis cette époque, qui datait de plusieurs jours, elle ne rendait que quelques gouttes d'urine par regorgement, et n'allait pas à la selle ; son ventre était fort douloureux, et la vessie formait une tumeur molle et fluctuante qui s'élevait jusqu'au-dessus de l'ombilic. Les boissons diurétiques et mucilagineuses, les fomentations émollientes, ordonnées par un autre médecin, ne faisaient qu'augmenter ses douleurs et accroître le volume du ventre.

» Le toucher nous fit reconnaître une tumeur occupant la partie supérieure du vagin, plus volumineuse en arrière, où elle comprimait le rectum. En portant le doigt indicateur derrière le pubis, on atteignait difficilement le col de la matrice dévié un peu à gauche. M. Dartigues introduisit une sonde de femme dans la vessie ; il en retira quatre pintes d'urine, ce qui soulagea beaucoup la malade. Il essaya ensuite de soulever le fond de l'utérus, pour opérer la réduction ; mais ses doigts étant fort courts, il lui fut impossible d'y parvenir. J'eus recours alors au procédé ordinaire, c'est-à-dire à l'introduction dans le vagin des doigts médius et index de la main droite, avec lesquels je rendis promptement à l'organe déplacé sa position naturelle.

» Des fomentations froides sur le ventre rendirent à la vessie son ressort ; quelques lavemens rétablirent le cours des selles. La malade, après avoir gardé le lit pendant dix jours, se leva et n'éprouva aucun accident, jusqu'à son accouchement qui eut lieu cinq mois et dem après. »

Seizième observation. — Rétroversion de la matrice chez une femme âgée de 32 ans, grosse de trois mois; rétention d'urine, etc.; réduction avec la main entière introduite dans le vagin; récidive quinze jours après; réduction comme la première fois; guérison.—Martin le Jeune. *Mélanges de Médecine et de Chirurgie pratiques*, 1835, page 153.

« Le 5 mai de l'année 1800, madame Vachon, épouse d'un négociant de Lyon, me fit appeler pour voir sa fermière, nommée Aimar, âgée de trente-deux ans, demeurant à Meyzieu. Cette femme avait toujours joui d'une bonne santé; elle nourrissait depuis quatorze mois un enfant bien portant; elle avait eu ses règles pendant la durée de l'allaitement, mais elles n'avaient pas reparu depuis le 20 avril. Le 7 de ce même mois, elle se livrait aux travaux de son ménage, lorsqu'elle éprouva tout à coup un besoin pressant d'uriner, qu'elle ne put satisfaire. Dès-lors son ventre grossit beaucoup, l'urine ne coula plus que goutte à goutte, et les selles furent supprimées. Elle consulta à plusieurs reprises des gens de l'art, des commères, des charlatans, et son mal ne fit qu'empirer par l'emploi des diurétiques et des apéritifs variés qu'on lui conseilla : voilà ce que m'apprit le récit de la malade.

» En examinant le ventre, je distinguai une tumeur presque sphérique, étendue de l'hypogastre jusqu'au-dessus de l'ombilic. Sa figure, sa position, la fluctuation que j'y observais, la rétention des urines, qui ne s'évacuaient que par regorgement, tout annonçait qu'elle était formée par la vessie. J'introduisis dans l'urètre, avec beaucoup de difficulté, une sonde de femme : une pinte d'urine s'écoula, ce qui diminua un peu le volume du ventre. Portant alors deux doigts dans le vagin, je le trouvai bouché supérieurement par une tumeur que je reconnus être produite par la matrice, dont le fond renversé et très déprimé pressait sur le rectum; et le col, dévié un peu à droite, était placé si haut derrière le pubis, que je ne pus atteindre que sa lèvre postérieure, devenue inférieure par cette vicieuse position. Avant de tenter la réduction, je sentis la nécessité de vider entièrement la vessie; mais soit que la sonde de femme fût trop courte ou trop droite, je ne pus obtenir un seul jet d'urine. Alors j'essayai de soulever le fond de l'utérus avec deux doigts portés alternativement dans le vagin et dans le rectum; mais tous mes efforts furent inutiles.

» Comme le vagin me parut très large, je pris le parti d'introduire dans sa cavité ma main tout entière. J'agis alors avec bien plus de force sur le fond de la matrice, et je parvins par degré à la remettre à sa place. La tumeur disparut et fut remplacée par le col de l'utérus, se dirigeant dans l'axe du vagin et un peu en arrière. Après cette manœuvre, l'introduction de la sonde fit couler au moins cinq pintes d'urine, à l'aide de pressions exercées sur le ventre ; car la vessie avait perdu sa contractilité. Cette évacuation produisit un grand soulagement. Je fis rester la malade dans une position horizontale, et, pour rendre à la vessie son ressort, je prescrivis des fomentations avec de l'oxicrat froid. Deux heures après l'urine coula, quoique avec peine ; mais, dès le lendemain, son excrétion fut aussi facile qu'avant la maladie.

» La femme Aimar était alors enceinte de plus de trois mois, et il est probable que si l'on eût retardé plus longtemps à replacer la matrice, sa réduction eût été extrêmement difficile, et peut-être impossible.

» Quinze jours après, le repos n'ayant point été gardé, il survint une nouvelle rétroversion. Cette femme se fit sur-le-champ transporter à la ville, et je remédiai facilement à cette récidive, après avoir vidé complètement la vessie avec une sonde d'homme. »

DIX-SEPTIÈME OBSERVATION. — Rétroversion de la matrice chez une femme âgée de 25 ans , grosse de trois mois ; accidens survenus à la suite d'un exercice fatigant ; difficulté d'uriner, etc.; réduction par le vagin ; guérison. — MARTIN LE JEUNE. *Mélanges de Médecine et de Chirurgie pratiques*, 1835 , page 155.

« Madame Percy, âgée de vingt-cinq ans , demeurant rue de la Poulaillerie, 2, était affectée d'une descente de matrice depuis sa seconde couche. Enceinte de trois mois, elle éprouva, après un exercice fatigant, des douleurs dans le bassin et de la difficulté pour aller à la selle. Après beaucoup d'efforts inutiles pour satisfaire à ces deux besoins, elle s'aperçut qu'une tumeur, survenue presque subitement, occupait la partie supérieure de la vulve et sortait du vagin. Cette tumeur grossit, devint douloureuse ; des cuissons s'y faisaient sentir, lorsque le peu d'urine qui s'échappait de la vessie coulait sur elle : les selles étaient entièrement supprimées. Cet état durait depuis trois jours, lorsqu'on me fit appeler le 11 juillet 1810.

» Instruit de ce qui avait précédé, j'examinai les parties souffrantes, et je reconnus que la tumeur extérieure était formée par le col de la matrice engorgé et douloureux. Ayant essayé de le refouler dans le vagin, je fus étonné de la résistance qu'il m'opposa. Portant alors mon doigt dans le conduit, je trouvai bientôt la cause qui retenait le museau de tanche à la partie supérieure de la vulve. La matrice était rétroversée, son fond était dirigé du côté du rectum et du périnée, tandis que son col, placé en dehors de la vulve, était relevé, fixé au-dessous et en avant du pubis, et recourbé sur lui-même en forme de bec d'aiguière. Je ne parvins à le faire rentrer dans le vagin qu'après avoir, à l'aide de deux doigts, soulevé le fond de l'utérus, manœuvre que j'exécutai avec assez de facilité. L'urine et les selles reprirent bientôt leur cours ordinaire; des injections et des fomentations émollientes calmèrent l'irritation et l'inflammation des parties, et le repos dans le lit, que la malade garda pendant les derniers six mois de sa grossesse , dans une position horizontale, le bassin relevé par un coussin, prévint un nouveau déplacement. »

DIX-HUITIÈME OBSERVATION. — Rétroversion de la matrice chez une femme âgée de 34 ans; accidens survenus à la suite d'une émotion vive; avortement à six mois et dix jours, d'un fœtus desséché ayant tout au plus le volume d'un embryon de trois mois ; après la délivrance, on reconnait la rétroversion; réduction; guérison. — MARTIN LE JEUNE. *Mélanges de Médecine et de Chirurgie pratiques*, 1835 , page 160.

« Madame Toquet, de la Guillotière, âgée de trente-quatre ans, avait fait trois enfans, et éprouvé un avortement. Enceinte pour la cinquième fois, elle était arrivée au troisième mois de la gestation, lorsqu'elle apprit la mort d'un de ses fils. Cette nouvelle lui causa une défaillance subite, suivie bientôt d'une leucorrhée très abondante , avec des douleurs dans les reins qui persistèrent jusqu'au cinquième mois. Alors la leucorrhée se colora en rouge. Le 18 novembre 1817, à six mois et dix jours de grossesse, la matrice expulsa subitement un fœtus desséché, sans odeur fétide, ayant tout au plus le volume d'un embryon de trois mois. Immédiatement après l'accouchement, en opérant la délivrance , je reconnus dans le corps de la matrice un engorgement volumineux et dur, qui donna lieu à la rétroversion de cet organe, au moment où j'amenai le placenta. J'y remédiai sur-le champ en relevant le fond de l'utérus. L'engorgement diminua beaucoup pendant les deux mois qui suivirent, et quatre mois après, ayant touché la malade, je n'en trouvai plus de traces. Le repos du lit qui fut gardé pendant longtemps contribua beaucoup, sans doute, à prévenir la récidive du déplacement. »

DIX-NEUVIÈME OBSERVATION. — Rétroversion de la matrice chez une femme âgée de 32 ans, grosse de cinq mois et ayant éprouvé des accidens dès le deuxième mois de la grossesse; rétention d'urine, etc.; essais infructueux de réduction; morte trente-six heures après; à l'autopsie on a constaté que la matrice était en rétroversion, qu'elle contenait un fœtus, et que la poche des eaux était rompue.—MARTIN LE JEUNE. *Mélanges de Médecine et de Chirurgie pratiques*, 1835, page 163.

« Claudine Bourget, âgée de trente-huit ans, enceinte de son cinquième enfant, entra à l'Hôtel-Dieu de Lyon le 9 février 1811. Elle était au cinquième mois de sa grossesse, et éprouvait depuis le deuxième des accidens qui avaient commencé par de vives douleurs dans la région hypogastrique. Lors de son arrivée à l'hôpital, le ventre était proéminent et tendu jusqu'au dessus de l'ombilic ; le plus léger contact produisait de vives douleurs. Les urines et les selles étaient supprimées ; la malade éprouvait dans les cuisses et les jambes une anxiété continuelle qui l'excitait à les agiter sans cesse. Elle avait une fièvre continue avec des redoublemens irréguliers, accompagnés de délire ; la faiblesse était extrême, et la face hippocratique. M. Viricel, alors chirurgien en chef de l'Hôtel-Dieu, reconnut une rétroversion complète de l'utérus, qu'il essaya vainement de réduire par les procédés les plus rationnels. L'état fâcheux de cette femme, qu'il craignait de voir expirer entre ses mains, l'engagea à cesser toute manœuvre, et à ne tenter aucune des opérations conseillées dans ces cas extrêmes. Il eut à s'applaudir de sa prudence, car cette malheureuse succomba trente-six heures après les tentatives de réduction.

» A l'ouverture du cadavre, on trouva la vessie extraordinairement développée. Elle occupait de l'un et de l'autre côté du ventre l'intervalle compris entre les côtes et le rebord des os des îles, et s'élevait à quatre travers de doigt au-dessus de l'ombilic ; sa paroi antérieure adhérait à la paroi abdominale correspondante ; sa membrane muqueuse était phlogosée ; l'urine contenue dans sa cavité était brunâtre, fétide et chargée de mucosités. Le canal de l'urètre, très allongé, se recourbait sur la tumeur que formait la matrice rétroversée. Ce dernier organe, développé comme il l'est ordinairement au cinquième mois de la gestation, était parfaitement sain tant à l'extérieur qu'à l'intérieur : il contenait un fœtus dont les pieds répondaient à l'orifice utérin. Cet orifice, placé très haut, était dilaté ; sa lèvre antérieure était confondue avec la portion voisine du vagin ; la postérieure était distincte, mais très amincie. Les membranes de l'amnios s'étaient rompues, et une grande quantité des eaux s'étaient écoulées. Le fond de la matrice pressait sur le périnée, et se trouvait au niveau de l'ouverture anale. Les ovaires et les trompes n'avaient subi aucune altération. »

Vingtième observation. — Rétroversion de l'utérus à trois mois et demi de grossesse chez une femme âgée de 32 ans ; accidens graves ; réduction ; morte immédiatement après ; à l'autopsie on a trouvé une rupture de l'utérus et du vagin.— *Traité pratique des accouchemens, par* M. Moreau, 1838, tome 1er, page 217. *Fait communiqué à M. le professeur* P. Dubois, *par M. le docteur* Mayor, *de Lausanne*.

« S. G., paysanne, âgée de trente-deux ans, d'une intelligence bornée, mère de trois enfans, ayant été assistée dans ses deux dernières couches par sa belle-mère, paysanne aussi, et sans instruction dans l'art des accouchemens, était grosse d'environ trois mois et demi, lorsqu'elle fut prise, dans la journée du 7 novembre 1836, de douleurs vagues. Ces malaises, qui ne l'empêchèrent pas de se livrer à quelques occupations pénibles de la campagne, l'inquiétèrent cependant assez pour lui faire dire qu'elle pourrait bien être morte le lendemain.

» En entrant chez elle, ce jour-là, vers huit heures du soir, elle se coucha et fut prise peu après de douleurs vives dans le ventre et les reins qui lui arrachèrent des cris, et que sa belle-mère attribua aux prodrômes d'une fausse couche : il était neuf heures et demie du soir. A dix heures et demie, le mari, voulant donner quelques soins à sa femme, aperçoit une grosseur qui sort des parties génitales. On s'en inquiète, ainsi que de l'état de souffrance et de l'hémorrhagie qui l'accompagne, et on pense à recourir aux secours de l'art.

» Le mari se transporte lui-même chez la sage-femme de M...., village le plus voisin. Celle-ci arrive à une heure, et trouve une énorme tumeur au-dehors de la vulve, et des anomalies telles, qu'elle demande qu'on appelle incessamment un accoucheur instruit.

» Le mari court chez M. C..., qui arrive à trois heures et demie du matin.

« Après quelques recherches pour s'assurer de la nature de la tumeur, le chirurgien la reconnaît pour la matrice dans l'état complet de rétroversion, et il parvient à la repousser et à la replacer dans sa position naturelle ; mais la femme, qui était déjà dans l'état le plus déplorable, expira à quatre heures et demie, peu après la réduction de l'organe.

» Cette mort aurait pu passer inaperçue, comme un de ces événemens qui suivent parfois une fausse couche, une perte considérable, si la rumeur publique ne l'eût attribuée à des tentatives criminelles.

» L'autorité fit donc procéder à l'autopsie de dix à trois heures, cinquante-sept heures après le décès, et MM. M... et C...., deux chirurgiens et accoucheurs instruits et avantageusement connus, furent désignés pour cette opération. Leur procès-verbal contient l'exposé suivant :

» Les parties extérieures de la génération ne présentent rien de particulier; mais, légèrement entr'ouvertes, elles laissent apercevoir à deux
lignes de profondeur, dans la direction de la fourchette, une plaie frangée. Au toucher, le vagin paraît lisse, et on arrive au col utérin, appuyé
contre le pubis, fermé et sans engorgement. Le vagin est très lâche, et
le corps de la matrice soulevé et très mobile.

» Nous avons ouvert l'abdomen et scié les os pubis pour bien examiner
l'état des organes contenus dans cette cavité et le bassin. La vessie très
large et flasque, ne contenant pas d'urine, s'élevait au-dessus du pubis,
et paraissait avoir été distendue; elle ne présentait d'ailleurs aucune altération, et couvrait en partie le corps de la matrice. Cet organe, de
forme pyramidale, offrait six pouces de longueur et cinq de largeur ; il
était mou, flasque, rougeâtre, et présentait un certain nombre d'ecchymoses et de petites déchirures semi-circulaires ressemblant à des coups
d'ongle. Ayant aperçu dans la paroi péritonéale du bassin au-devant du
sacrum une plaie transversale, nous avons reconnu qu'il y avait, par
cette plaie, communication entre la cavité abdominale et la partie postérieure inférieure du vagin.

» Ainsi, il existait un canal accidentel, dont l'orifice supérieur était
constitué par la rupture du péritoine, dont l'orifice inférieur l'était par
la déchirure du vagin, et dont la partie moyenne occupait la cloison
recto-vaginale lacérée.

» Ayant poussé le corps de la matrice dans cette ouverture supérieure, nous l'avons fait sortir sans effort par l'ouverture inférieure près
de la fourchette; et là, nous avons vu la position de la matrice observée
par M. C... pendant la vie. Ayant ensuite replacé l'organe comme il
était précédemment, nous avons fendu le vagin à sa partie antérieure
dans toute sa longueur, jusqu'au col utérin, que nous avons trouvé très
allongé, fermé, enduit d'une sécrétion filamenteuse ou gélatineuse qu'on
observe dans les premiers mois de la grossesse. Ayant fendu le col utérin et pénétré dans la matrice, nous en avons extrait la poche amniotique intacte et contenant un fœtus d'environ trois mois et demi et ses dé-
pendances. Nous avons ouvert cette poche et examiné le fœtus avec son
cordon ombilical intact, implanté au placenta, qui était meurtri et broyé.
Le fœtus présentait d'ailleurs plusieurs ecchymoses, entre autres une
assez large sur l'occiput, et une plus large sur le dos.

» Ayant enlevé le corps de la matrice pour mieux juger de la plaie
du vagin, nous avons trouvé l'ouverture intérieure frangée à deux lignes
de la fourchette, de cinq pouces de largeur dans la dilatation. Elle re-
monte en s'élargissant le long de la cloison recto-vaginale jusqu'au péri-

toine, qui est ouvert de sept pouces de largeur. De chaque côté, on aperçoit de petites déchirures semi-circulaires comme des coups d'ongle, avec décollement latéral du péritoine. Le rectum vide est intact, du moins ses membranes musculaire et muqueuse ; tout le système abdominal pa-, raissait très pâle, et ses vaisseaux vides de sang. D'où les médecins ont conclu : 1° que ces lésions étaient mortelles ; 2° que la femme G... avait succombé à l'hémorrhagie et aux douleurs qui en ont été la suite ; 3° que la femme G... n'a pu se faire elle-même ces lésions.

» Ce fait ayant donné lieu à une instruction judiciaire, et la commission d'enquête, ne s'étant pas trouvée suffisamment éclairée par ce rapport et les conclusions qui l'accompagnent, a renvoyé le tout au conseil de santé, en lui adressant, à la date du 16 décembre 1836, les questions suivantes :

» Y a-t-il possibilité 1° que la défunte S. G... se soit fait elle-même les blessures et les déchirures qui ont été constatées ? 2° Qu'elle ait pu elle-même s'extraire la matrice ? 3° Que la matrice ait pu sortir d'elle-même ? 4° L'hémorrhagie, comme cause de la mort, a-t-elle été provoquée par ces blessures et lésions ?

» Le conseil de santé, après mûre délibération, a répondu négativement aux deux premières questions, et affirmativement aux deux dernières.

» Cette opinion, basée sur l'appréciation raisonnée des faits, nous paraît admissible, surtout après les réflexions judicieuses et les développemens donnés par M. Paul Dubois, qui, en s'attachant plus à l'esprit qu'à la lettre des questions, les a posées de la manière suivante :

» 1° Les lésions observées ont-elles été le résultat de violences insensées exercées par la femme S. G. sur elle-même ?

» 2° Les lésions résultent-elles de violences criminelles exercées par des mains étrangères ?

» 3° Les lésions sont-elles la conséquence des efforts naturels auxquels la femme S. G... se serait irrésistiblement livrée ?

» 4° La mort de la femme S. G..., a-t-elle été le résultat de ces lésions ?

» L'incarcération de l'utérus, le gonflement de ses parois, peuvent occasionner une inflammation violente, accompagnée de phénomènes nerveux très variés, suivie souvent de gangrène, et capable à elle seule de faire périr la malade. »

Vingt-et-unième observation. — Rétroversion de l'utérus au troisième ou quatrième mois de la grossesse; rétention d'urine; réduction heureuse avec la main introduite dans le vagin, par le docteur Schoninger. — *Gazette Médicale de Paris, du* 13 *octobre* 1838, *page* 653. *Extrait de Medicinisches correspondenz Blatt.*

» S. H. de L., âgée de 30 ans, maigre, mère de trois enfans, dont le dernier est venu au monde en novembre 1835, était atteinte depuis ce temps d'une dépression de la paroi postérieure du vagin; pendant ses deux dernières grossesses, elle se plaignait beaucoup d'affections urinaires. Enceinte pour la quatrième fois depuis quatorze à quinze semaines, elle eut, sans cause connue, le 23 août 1837, des douleurs continuelles dans le bas-ventre et dans les lombes, des envies d'uriner et d'aller à la garderobe. Les urines brûlantes et les selles dures furent suivies de quelque soulagement. Les douleurs, augmentant dans la nuit du 26 au 27, s'étendaient jusqu'au dos et aux fesses.

» A l'arrivée du médecin, le 27, celui-ci trouva la malade dans l'état suivant : bas-ventre depuis l'os du pubis jusqu'à l'ombilic, très tendu et douloureux au moindre toucher; parties génitales externes tuméfiées, chaudes et douloureuses; paroi antérieure du vagin tendue, la postérieure molle et prolapsée. Vers le sacrum, on sentait dans la cavité du petit bassin une tumeur immobile, de forme arrondie douloureuse au toucher : le doigt introduit dans le vagin s'engageait à peine dans le cul-de-sac antérieur, et ne pouvait qu'effleurer la lèvre postérieure de l'orifice utérin; fièvre pas très forte, gémissemens, nausées et mouvemens inquiets. En prenant la tumeur située dans la cavité du bassin pour le fond de l'utérus et la partie douloureuse du bas-ventre pour la vessie distendue, on porta le diagnostic suivant ; rétroversion de la matrice en gestation avec imminence d'inflammation et de gangrène, ou d'une rupture de la vessie, ou au moins d'un avortement, dans le cas où on ne parviendrait pas à redresser l'utérus. On commença à vider la vessie; à cet effet, on fut obligé d'introduire les doigts indicateur et médian dans le vagin pour éloigner l'utérus de l'os du pubis; puis en pressant à l'extérieur sur la vessie, on vida trois à quatre livres d'urine brune foncée, et d'une odeur très forte et mauvaise; immédiatement après avoir vidé la vessie, et après avoir recommandé à la femme de s'incliner en avant et de s'appuyer sur ses coudes et ses genoux, on tenta en vain de replacer l'utérus, à l'aide de deux doigts huileux.

» On n'osa pas entrer avec toute la main dans le vagin; car déjà l'introduction des deux doigts produisit de fortes douleurs; avant de faire d'autres tentatives, on vida le rectum au moyen de lavemens, et on fit des fomentations narcotico-émollientes sur les parties irritées, et on fit boire à la malade une émulsion de chénevis.

» Du 27 au soir jusqu'au 28, mieux-être, plusieurs selles par les lavemens; dysurie moindre; bas-ventre encore un peu distendu, mais moins douloureux; position latérale avec fesses soulevées.

» Le décubitus sur le bas-ventre, recommandé par presque tous les auteurs, n'était pas applicable dans ce cas, à cause d'une congestion cérébrale imminente.

» Nuit du 28 au 29 : très agitée, violentes douleurs du bas-ventre, tenesme, dysurie, bas-ventre de nouveau très distendu et très douloureux au toucher. Après avoir vidé la vessie et le rectum, on fit de nouveau placer la malade sur les genoux et les coudes, et on introduisit la main tout entière dans le vagin; les doigts groupés en cône tronqué sur le fond de l'utérus, on pressa celui-ci en avant dans la direction de l'axe supérieur du bassin, et bientôt on réussit à faire remonter l'organe déplacé par-dessus l'angle sacro-vertébral, dont on franchit la saillie par un mouvement brusque. La main se trouva alors libre dans la cavité pelvienne, et le col de l'utérus avait repris sa position normale; en même temps on put s'assurer du peu d'inclinaison et de la grande ampleur du bassin, et de la grande courbure du sacrum; circonstances généralement reconnues comme cause occasionnelle du renversement de l'utérus. Le traitement consécutif consistait dans une position latérale avec fesses, soulevées, dans un repos absolu pendant six à huit jours, durant lesquels la malade rendit ses urines dans une position inclinée en avant; les selles, qui devinrent plus tard normales, furent évacuées au moyen de lavemens; des fomentations émollientes firent disparaître le gonflement inflammatoire des parties génitales. Le prolapsus incomplet du vagin disparut, et la femme est depuis complètement guérie. »

VINGT-DEUXIÈME OBSERVATION. — Rétroversion de l'utérus au cinquième mois de la grossesse, chez une femme âgée de 35 ans; rétention d'urine, etc.; tentatives inutiles de réduction; morte quelques jours après; à l'autopsie on a trouvé l'utérus retroversé et une péritonite générale, par M. REID. — *Gazette Médicale de Paris*, du 21 juillet 1838, page 458. *Extrait des cahiers des mois de mai et juin du London Medical Gazette.*

« Mary Parent, âgée de trente-cinq ans, a été reçue à l'infirmerie le 22 février, se plaignant de fièvre et de prostration très grande. Six mois auparavant, elle avait reçu un violent coup aux parties génitales, qui avait occasionné une hémorrhagie abondante pendant quinze ou seize heures, et un gonflement œdémateux, dont la durée a été de quinze jours.

» Le 16 février, étant enceinte de cinq mois, elle tombe d'un escalier, et essuie une forte contusion aux lombes et à la hanche ; une douleur intense s'en suit pendant les trois jours suivans. Dès le premier jour, elle n'a pu uriner ; seulement de temps en temps elle a rendu quelques gouttes d'urine mêlée à du sang.

» A son entrée, on la saigne deux fois ; on lui applique des sangsues aux parties ; purgatifs ; fomentations et injections. L'urine commence à couler ; pendant une semaine, la malade en rend une pinte par jour.

» Le 2 mars, elle ne rend qu'une petite quantité d'urine ; et, dès ce moment, elle n'urine que goutte à goutte ; mais elle cache cet état, dans la crainte d'être soumise au cathétérisme.

» Le 4 mars au matin, elle est prise subitement d'une douleur violente dans l'abdomen, avec vomissement de matières verdâtres ; cet état se continue toute la journée et la nuit.

» Le 6, la malade est fort mal ; grande tuméfaction à la partie inférieure de l'abdomen ; douleur fort exquise à l'hypogastre sous la pression de la main. Elle déclare que depuis quinze jours elle avait senti son enfant remuer légèrement pour la première fois, et que depuis lors elle ne l'avait plus senti ; elle ajoute qu'elle a rendu tous les jours librement l'urine et les matières fécales même ce matin ; mais cela était inexact, ainsi qu'on s'en est assuré plus tard. On applique immédiatement des sangsues au ventre, des cataplasmes, et l'on fait des injections d'eau tiède dans le rectum. Soulagement. A l'examen par le vagin, on trouve les parties chaudes et gonflées, et le passage bloqué par un corps qu'on juge être le corps de la matrice. En élevant ce corps, et en portant la main au-dessus du pubis, on peut sentir le col de l'utérus ; il est légèrement dilaté, et laisse écouler à chaque mouvement une légère quantité de liqueur amniotique. On sonde la malade, et l'on tire six pintes d'urine sanguinolente, ce qui l'a beaucoup soulagée ; l'abdomen s'est affaissé. On donne un lavement, et la malade rend beaucoup de matières dures, ce qui l'a soulagée encore. Comme cependant la peau continue à être chaude, le pouls plein et dur, la langue sèche, on pratique une petite saignée du bras.

» La rétroversion de l'utérus n'était plus douteuse.

» On répète ces dernières prescriptions, et l'on essaie de réduire la matrice ; mais c'est en vain. Le fond, cependant, a été relevé un peu dans l'excavation du sacrum ; les éponges et les linges qu'on y introduit pour le retenir sont insupportables ; on les retire peu de temps après.

» La nuit du 6 , la malade a dormi modérément ; mais elle accuse des douleurs intenses dans la tête, dans le dos et à l'abdomen. Toux. Application de douze sangsues aux tempes. Potion purgative. L'utérus paraît être un peu remonté. Cathétérisme ; urine contenant des caillots sanguins.

» Le 7, céphalalgie intense; pas de garderobes. On essaie de nouveau de remonter l'utérus sans succès. Nouveau cathétérisme donnant une pinte et demie de liquide sanguinolent. Douleur dans la hanche et au côté. Abdomen plus tuméfié, mais moins douloureux. Pouls fréquent. Lavement, douze sangsues. Arrow-root.

» Le 8, soulagement de la céphalalgie ; ventre libre ; trois garderobes spontanées, un peu de sommeil. Cathétérisme, soif moindre. Le passage paraît plus libre; mais la réduction de l'utérus est impossible.

» Le 9, l'urine est toujours sanguinolente. Douleurs comme pour accoucher. Abdomen flasque.

» Le 10, cathéter comme les jours précédens ; urine très fétide. Huile de ricin ; pas d'effet. On parvient à faire remonter la matrice à l'aide du doigt. Une quantité d'eau amniotique s'écoule. Limonade tartarisée.

» Le 11, la malade est fort mal toute la nuit. Langue sèche, peau chaude, pouls fréquent; insomnie, inappétence, abdomen peu douloureux au toucher. La malade a rendu les eaux de l'amnios. Grandes douleurs aux parties génitales. Le cathéter donne issue à cinq pintes d'urine.

» Le 13, on pratique deux fois le cathétérisme sans succès. Hoquet. Nouveau cathétérisme donnant issue à de l'urine fétide contenant des lambeaux de membrane muqueuse. Affaissement progressif. Mort le 19 au matin.

» *Autopsie.* On coupe le pubis, on écarte fortement les jambes. La cavité abdominale contient un quart de litre de fluide brunâtre ; les viscères de cette cavité et principalement les intestins adhérent entre eux par de fausses membranes et sont couvertes de lymphe plastique.

» L'utérus est dans la rétroversion ; son fond étant fixé au-dessous de la saillie sacro-vertébrale et occupant la cavité du sacrum, le col est senti avec difficulté au-dessus du pubis. Une portion du vagin est poussée en bas, et la tumeur à sa partie postérieure touche presque l'orifice externe de la vulve. La position était semblable à celle représentée dans la planche 11 f. 5 de l'ouvrage de Boivin et Dugès. Quant à sa structure, l'utérus est sain et contient très peu de liquide amniotique.

» Le fœtus est en décomposition.

» La vessie s'étend jusqu'à l'ombilic et adhère aux intestins grêles ; elle est immensément distendue ; ses parois sont épaissies et sa cavité contient de la matière purulente noire; la muqueuse est gangrenée sur plusieurs points et se sépare aisément par grands lambeaux. L'uretère gauche est très distendu et ses parois épaissies. Le rein correspondant est hypertrophié et granuleux. »

VINGT-TROISIÈME OBSERVATION. — Rétroversion de l'utérus chez une femme âgée de 23 ans, grosse de six semaines à peu près; accidens survenus à la suite de violentes secousses; métrhorrhagie, etc.; six jours après, essais infructueux de réduction; essais inutiles pour vider l'utérus en introduisant un cathéter dans le col; ponction à travers la paroi postérieure du vagin; guérison; par M. JOUREL.—*Observation insérée dans le Traité des accouchemens, par* M. MOREAU, 1838, tome 1er, page 227.

« Une femme âgée de vingt-trois ans, d'un tempérament lymphatique, ayant eu un accouchement heureux plusieurs années auparavant, éprouva tous les symptômes d'une nouvelle grossesse. Six semaines après leur manifestation, à la suite d'une espèce d'orgie, dans laquelle elle fut balancée et secouée par quatre hommes, qui la tenaient suspendue par les bras et les jambes, elle fut tourmentée d'un écoulement de sang par le vagin, de douleurs aux reins, aux aines, d'un sentiment de pesanteur au périnée, de difficultés dans la marche et dans l'excrétion des matières stercorales. M. Jourel, consulté au bout de quinze jours, conseilla le repos, les boissons légèrement astringentes, et ne vit pas la malade pendant un mois qu'elle alla habiter la campagne.

» Au bout de ce terme, elle lui apprit que la perte de sang n'avait cessé que depuis deux jours, mais que tous les autres accidens avaient progressivement augmenté, au point qu'elle rendait très difficilement les urines et les matières fécales. Leur sortie fut sollicitée à l'aide de la sonde et d'un lavement. Le 13 septembre, six jours après le retour de la malade, M. Jourel reconnaît une rétroversion de l'utérus, vide la vessie et le rectum, fait des tentatives infructueuses de réduction. Le lendemain, 14 septembre, cette femme ayant été saignée et baignée à plusieurs reprises, M. Jourel et trois de ses confrères essayèrent en vain de replacer l'utérus, ou de le vider en introduisant un cathéter dans le col; alors on se décida à en pratiquer la ponction. Cette opération, faite à travers la paroi postérieure du vagin avec un trois-quarts à hydrocèle, laisse écouler environ une livre d'eau sanguinolente.

» On ne réduit point l'utérus, divers accidens surviennent et sont combattus avec succès par des moyens appropriés; l'excrétion des urines est en partie volontaire et en partie involontaire. Huit jours après l'opération, des signes d'adynamie se manifestent, avec écoulement grisâtre et putride par le vagin, et sortie involontaire et abondante de l'urine dans la position verticale. Le 27 septembre, le col se redresse ; le 2 octobre, l'organe a repris son volume et sa place ; le 10 octobre, la malade est bien et part pour la campagne ; le 25 décembre, les règles reparaissent et depuis ce moment cette femme a joui d'une bonne santé.

» La grande quantité de liquide qui s'est écoulée au moment de l'opération, les particularités offertes dans l'excrétion des urines pendant le traitement, l'absence complète de fœtus, de membranes, de placenta, et même de détritus de ces parties, pendant ou après l'opération, pourraient faire croire qu'une erreur a été commise, et qu'on a pénétré dans la vessie au lieu d'arriver dans l'utérus ; mais M. Jourel assure qu'aucune méprise n'a eu lieu à ce sujet, et MM. les rapporteurs n'ont élevé aucun doute sur la dissolution possible du fœtus et de ses annexes, à une époque aussi peu avancée de la grossesse. »

VINGT-QUATRIÈME OBSERVATION. — Rétroversion de l'utérus au quatrième mois de la grossesse ; rétention d'urine, etc.; réduction ; avortement le lendemain ; morte le surlendemain. Observation recueillie par M. le docteur FLAMM de Wasschau.— L'*Esculape*, n° 16, 17 mars 1840, page 63. *Extrait du Journal d'Hufeland et Osann, Gazette médicale.*

« Le cas de rétroversion, dont M. Flamm rapporte l'histoire, a donné lieu aux accidens les plus graves, tels que compression de la vessie, impossibilité d'uriner et de rendre les matières fécales, fièvre urineuse, anasarque et affection des organes respiratoires. L'accident a eu lieu à la fin du quatrième mois de la grossesse par suite de faux pas que la femme grosse fit sur un chemin raboteux. Après que la malade eut beaucoup souffert pendant presque un mois, elle eut recours aux soins de M. Flamm qui, après avoir reconnu la cause de tous ces accidens, parvint à replacer l'utérus dans sa position normale, la femme avorta le lendemain et mourut le surlendemain. A l'autopsie, on ne trouva aucune trace d'inflammation dans les organes de la génération et dans les parties voisines. Le bassin était un peu plus ample qu'à l'ordinaire. Il est encore digne de remarque que la femme qui fait le sujet de cette observation avait déjà accouché sept fois sans avoir éprouvé le moindre accident. »

Vingt-cinquième observation. — Rétroversion de la matrice au quatrième mois de la grossesse chez une femme âgée de 36 ans ; accidens graves, difficultés d'uriner, etc.; vingt jours après on reconnait la rétroversion; rétention d'urine, cathétérisme; réduction avec la main entière introduite dans le vagin; accouchement heureux ; guérison. — Observation recueillie par M. Gérard. *Bulletin de l'Académie de médecine*, 1841, tome vi, page 502.

Voici cette observation telle qu'elle a été analysée par M. Capuron.

« Une femme de trente-six ans, de moyenne taille, de bonne constitution et assez active, est mère de sept enfans qui ont présenté la tête en naissant, et dont elle est accouchée naturellement et avec facilité. Parvenue, suivant son calcul, au quatrième mois de sa huitième grossesse, sans accident et sans maladie, elle éprouve, principalement à l'hypogastre et dans le bassin, des douleurs plus ou moins fixes, qui s'étendent vers les lombes, le sacrum et le trajet du nerf sciatique droit. De là, difficulté d'aller à la selle, d'uriner et de rester longtemps debout. En outre, anxiété, fréquence du pouls, inappétence, insomnie et altération générale. Pour traitement, une saignée de bras, bains entiers, lavemens émolliens, régime convenable.

» Vingt jours après, la maladie, dont on ignore précisément la cause, mais qu'on attribue à la grossesse, persiste, s'aggrave, devient insupportable et fort inquiétante. Le médecin ordinaire demande un consultant, qui, d'après l'examen de la malade et le récit des antécédens, soupçonne un déplacement de l'utérus, et découvre par le toucher une rétroversion complète de cet organe. Comme il ne s'occupe habituellement ni de chirurgie ni d'accouchemens, il propose de joindre à la consultation le docteur Gérard, et de lui confier la pratique des manœuvres que ce cas exige.

» Celui-ci, après avoir entendu le rapport de ses confrères, de la malade et des assistans, trouve l'abdomen énormément développé, comme à huit mois de grossesse, mat à la percussion dans tous ses points ; les parties génitales, l'hypogastre et les cuisses sont infiltrés. Il s'écoule peu d'urine et seulement par régurgitation, dans certaines positions de la malade ; mais, depuis trois jours, il n'en sort point, et il en est de même des matières fécales. Beaucoup d'anxiété, d'agitation, point de vomissemens ; seulement quelques nausées, des boissons pour toute nourriture.

» En écartant les grandes lèvres, on aperçoit à la partie postérieure et inférieure du vagin une tumeur de la grosseur d'un œuf de poule,

formée par le refoulement de haut en bas de la muqueuse vaginale et
de l'intestin rectum. On reconnaît au toucher que l'excavation du bassin
est occupée par un corps mou, élastique, compressible. où l'on sent
les mouvemens bien distincts du fœtus. L'orifice de l'utérus est d'abord
inaccessible ; mais, en portant le doigt aussi haut qu'on peut, on dis-
tingue à la partie supérieure, interne et médiane des pubis, le museau
de tanche déformé, dont on ne touche que la lèvre actuellement inférieure.

» A tous ces signes, le docteur Gérard diagnostique aussi une rétroversion de l'utérus, qui, enclavé dans l'excavation pelvienne, semble
menacer de s'échapper par l'anus, par le périnée ou par la vulve. Cet
organe présente eñ bas et en avant la partie moyenne de son corps,
qui, pendant la grossesse normale, répond à la partie supérieure et
antérieure du sacrum.

» Ici l'indication principale est évidente ; il s'agit de redresser l'utérus,
dont la place naturelle a été envahie par la vessie remplie d'urine et par
l'intestin gorgé de matières. On a essayé en vain le cathétérisme. Le docteur Gérard entreprend encore de le pratiquer ; mais ce n'est pas sans
peine qu'il parvient à découvrir le méat urinaire et à y faire pénétrer la
sonde. Cet orifice était derrière le bord inférieur du pubis, où il était
comprimé par l'utérus, et où il avait été entraîné par la vessie, à mesure
qu'elle se dilatait. Malgré cette difficulté, on obtint quatre litres d'urine
d'une odeur ammoniacale. L'accoucheur essaie ensuite de réduire l'utérus,
en le repoussant successivement par le vagin et par le rectum, la femme
dans le lit, placée sur le dos, sur un de ses côtés, et surtout sur les
coudes et les genoux ; mais ses efforts sont inutiles, parce que, ne pouvant introduire à la fois que les quatre doigts de sa main, il déprime
seulement le globe utérin, sans lui imprimer un mouvement de totalité,
pour le refouler de l'excavation vers le détroit supérieur. Comme les
douleurs ont été calmées par l'évacuation de l'urine, et que rien n'exige
encore qu'on s'obstine à replacer l'utérus, on cesse toute tentative et
on se retire.

» Cependant, vers cinq heures du soir, le docteur Gérard retire encore par le cathétérisme deux autres litres d'urine fortement ammoniacale. Alors, souffrances moindres que les jours précédens ; espoir d'une
nuit calme, nulle manœuvre pour la réduction de l'utérus.

» Le lendemain, le docteur Gérard apprend que, contre sa prévision,
la malade a cruellement souffert -toute la nuit. L'abdomen est plus volumineux qu'à l'ordinaire ; le pouls fort et accéléré ; point de vomissemens ni
de nausées ; suppression complète de l'urine, des selles, même des gaz.

L'utérus semble un peu remonté, mais il est toujours solidement enclavé dans le bassin ; tuméfaction apparente de la paroi de cet organe qui est accessible au toucher ; mouvemens du fœtus toujours sensibles ; vives douleurs dans le trajet des nerfs sciatiques.

» Le docteur Gérard s'empresse alors de vider la vessie ; et, malgré la même difficulté que les autres fois, il obtient encore six litres d'urine bien mesurés, non compris ce qui s'est répandu sur le lit par le mouvement des vases. Chose digne de remarque, il observe, durant le cathétérisme, que l'urine, à plusieurs reprises, cesse de couler, quoique la vessie ne soit vide qu'au tiers, à moitié ou aux trois quarts : interruption qu'il attribue soit à la grande quantité de liquide contenu dans les uretères, soit à quelque portion de la vessie distendue outre mesure, et comprimée par l'utérus ou par l'intestin. De là le conseil d'exercer en pareil cas, pendant le cathétérisme, quelques légères pressions sur la région de la vessie et sur les diverses parties de l'abdomen pour favoriser la complète évacuation de l'urine.

» Après cette opération, soulagement inexprimable de la malade ; mais l'utérus est encore immobile dans l'excavation du bassin. Alors le docteur Gérard fait placer la femme sur les coudes et les genoux, introduit avec ménagement sa main enduite d'axonge dans le vagin, repousse avec le poing l'utérus du coccix vers le sacrum, en le désenclavant par la circonférence, et parvient en peu d'instans à le replacer dans sa position naturelle. Aussitôt le vagin est pour ainsi dire rétabli, et au milieu du vaste cul-de-sac que présente son fond, le doigt sent distinctement le col et l'orifice utérin dont les lèvres sont légèrement tuméfiées.

» La malade reste dans la même position jusqu'à ce qu'elle en est trop fatiguée ; elle se place alors sur l'un des côtés, prend à midi une once d'huile de ricin, rend six heures après une quantité extrêmement abondante de matières, et tous les accidens sont modifiés. Le lendemain, soulagement complet ; le second et le troisième jour, encore quelque difficulté d'uriner ; il ne reste d'ailleurs qu'un léger malaise qu'on peut attribuer au progrès de la gestation. L'avortement qu'on redoutait les jours précédens n'est plus à craindre. Repos du lit, régime médiocrement sévère et relâchant ; position de l'utérus toujours normale , mais l'urine encore difficile à rendre et d'une odeur plus forte qu'à l'ordinaire.

» Quelques jours après, fièvre intermittente, à marche irrégulière et avec des symptômes d'irritation gastro-intestinale, dont la durée est de deux ou trois semaines, malgré l'emploi du sulfate de quinine et d'autres moyens ; fièvre directement occasionnée par le déplacement de l'utérus, ou survenue parce que cet accident a disposé la malade à une fièvre muqueuse, intermittente et épidémique dans le pays.

« Quoi qu'il en soit, rien d'extraordinaire dans la grossesse jusqu'à l'accouchement, qui s'est terminé par la naissance facile et naturelle d'une petite fille assez bien portante. En remontant de cette époque à celle de la rétroversion utérine, 'on trouve que ce déplacement a commencé à trois mois et demi de la grossesse, et que le fœtus avait quatre mois deux jours au moment de la réduction. Un bassin très ample et sept accouchemens antérieurs ont probablement été la cause prédisposante de cette maladie qui ne s'est effectuée que d'une manière lente et insensible, ou du moins n'est pas arrivée tout-à-coup au point où le docteur Gérard l'a trouvée. Ce praticien ajoute que la rétention d'urine est plus souvent un effet qu'une cause de rétroversion utérine ; mais lorsque celle-ci arrive durant la gestation, le poids du liquide, joint aux efforts pour le rendre, précipite de plus en plus l'utérus dans le petit bassin et s'oppose à sa réduction ; la pratique l'a convaincu que, dans les accouchemens difficiles, c'est une excellente précaution de vider complétement la vessie avant d'exercer aucune manœuvre pour extraire l'enfant. Le cas dont il s'agit ici lui a également donné l'assurance qu'il vaut mieux agir par le vagin, la femme disposée en plan incliné du bassin vers la tête et appuyée sur les coudes et les genoux, que de toute autre manière ; alors effectivement le rectum, moins comprimé, oppose moins d'obstacle à la réduction de l'utérus. »

STATISTIQUE DES FAITS.

AGE.

Sous le rapport de l'âge nous trouvons :
Une femme de vingt-trois ans.
Deux de vingt-cinq ans.
Une de vingt-six ans.
Deux de trente ans.
Quatre de trente-deux ans.
Trois de trente-trois ans.
Une de trente-quatre ans.

Une de trente-cinq ans.
Une de trente-six ans.
Deux de trente-huit ans.
Une de quarante-deux ans.
Neuf dont l'âge n'est pas indiqué.

ÉPOQUE DE LA GROSSESSE A LAQUELLE ONT COMMENCÉ LES ACCIDENS :
Deux femmes à six semaines de grossesse.
Treize à trois mois.
Trois à trois mois et demi.
Quatre à quatre mois.
Quatre à cinq mois.
Deux femmes dont l'époque de la grossesse n'est pas indiquée.

CAUSES DE LA RÉTROVERSION.

Dans vingt-une observations nous trouvons notés comme causes des accidens, des émotions vives, la frayeur, etc.; des efforts, des chutes; des compressions exercées sur le ventre, etc.; des secousses violentes.....
Dans sept observations, la cause des accidens n'a pas été notée.

ÉTAT ANTÉRIEUR AUX ACCIDENS.

1° *Sous le rapport des grossesses :*
Cinq femmes avaient eu deux accouchemens.
Trois avaient eu trois accouchemens.
Une avait eu six accouchemens.
Deux avaient eu sept accouchemens.
Deux avaient eu plusieurs enfans.
2° *Sous le rapport des accidens :*
Trois femmes avaient eu des chutes de matrice.
Deux avaient eu des hémorrhagies utérines.
Dans onze observations, on n'a rien noté de particulier sur les antécédens des malades. Cette absence de renseignemens ôte en partie la valeur qu'une statistique établie sur ce point

aurait pu avoir. Toutefois, une remarque peut être faite, c'est que, il ne paraît pas qu'aucune femme ait été affectée de rétroversion dans le cours d'une première grossesse.

SOUS LE RAPPPORT DU TEMPS QUI S'EST ÉCOULÉ ENTRE L'ÉPOQUE DE L'APPARITION DES ACCIDENS ET LA RÉDUCTION.

Sur trois femmes, la réduction a été faite immédiatement après.

Sur une, elle a été faite le lendemain.

Sur deux, deux jours après.

Sur deux, trois jours après.

Sur deux, plusieurs jours après.

Sur une, six jours après.

Sur une, sept jours après.

Sur une, huit jours après.

Sur une, douze jours après.

Sur une, vingt jours après

Sur une, vingt-un jours après.

Sur une, vingt-deux jours après.

Sur une, trente jours après.

Chez les autres, on ne trouve rien de précis sur ce sujet.

SOUS LE RAPPORT DES PRINCIPAUX ACCIDENS AUXQUELS LA RÉTROVERSION A DONNÉ LIEU.

Nous trouvons notées dans toutes les observations : difficulté d'uriner, et le plus souvent rétention complète d'urine.

Dans trois observations, on a signalé des hémorrhagies utérines qui se sont manifestées en même temps que les autres accidens.

MOYENS EMPLOYÉS POUR REPLACER L'UTÉRUS DANS SA POSITION NORMALE.

A. *Réduction par le vagin avec les doigts.*

Dans quinze cas où ce moyen a été employé, nous trouvons :

Trois fois, tentatives inutiles;

Sept fois, réduction sans accidens consécutifs ;
Deux fois, réduction suivie d'avortement ;
Trois fois, réduction suivie de mort.

B. *Réduction par le vagin avec la main entière.*

Dans trois cas, ce moyen a été employé et il a été suivi de succès.

C. *Réduction par le vagin et le rectum.*

Dans trois cas où l'on a eu recours à ce moyen, nous trouvons :

Une tentative inutile, suivie de mort le surlendemain ;

Une tentative inutile, puis une ponction de l'utérus suivie de mort ;

Un cas de succès ; pas d'avortement.

D. *Réduction par le rectum.*

Dans un seul cas, ce moyen a été employé sans succès; puis la réduction a eu lieu spontanément et la femme est morte une semaine après.

A ce seul fait, je dois ajouter les deux qui m'appartiennent et qui forment trois faits de succès, puisqu'il y a eu une récidive chez l'une de mes malades.

E. *Réduction par des moyens mécaniques.*

Dans un cas, on a réduit heureusement l'utérus rétroversé, à l'aide d'une baguette introduite dans le rectum. La femme est accouchée à terme de deux jumeaux.

F. Ponction.

§ I. — *Par le rectum.*

Dans un cas, ponction de l'utérus avec un trois-quarts, avortement cinq jours après ; guérison.

§ II. — *Par le vagin.*

La ponction à travers la paroi postérieure du vagin a été pratiquée deux fois :

Dans le premier cas, (Craninx) ce moyen a permis le redressement de l'utérus ; mais la femme est morte le lendemain: la matrice contenait un fœtus. Dans le deuxième (Jourel) la guérison a eu lieu et on ne dit pas s'il y a eu avortement.

G. *Réduction par la position seule.*

Dans une observation (Martin le jeune) on dit avoir obtenu un succès par la position déclive ; mais il n'en est pas moins survenu un avortement peu de jours après.

H. Dans un cas où la mort est survenue après des tentatives inutiles de réduction, on ne dit pas quels sont les moyens qui ont été employés infructueusement.

Enfin, pour montrer jusqu'à quel point les difficultés du diagnostic peuvent être grandes, et combien une erreur peut être fâcheuse et même funeste, nous terminerons notre mémoire en donnant la relation d'un fait remarquable, dans lequel on voit que plusieurs praticiens des plus distingués, ont pris une grossesse extra-utérine pour une rétroversion de la matrice.

Grossesse extrà utérine et pelvienne prise pour une rétroversion de la matrice au troisième ou quatrième mois de la grossesse ; rétention d'urine, etc.; tentatives infructueuses de redressement; ponction de l'organe avec un trois quarts recourbé ; impossibilité de réduire après cette opération; deux jours après on reconnait l'erreur; on extrait un avorton par le rectum ; mort ; à l'autopsie on a trouvé au-dessus de la saillie sacro-vertébrale un kyste à parois épaisses qui communiquait avec le colon. Observation recueillie par M. Capuron, et publiée à la suite d'un rapport sur un fait de M. Gérard. *Bulletin de l'Académie de Médecine*, 1841, tome vi, p. 502.

« Je fus appelé, dit M. Capuron, il y a près d'une quinzaine d'années par le docteur Grésily, sur le quai St.-Bernard, chez l'épouse d'un restaurateur, où je rencontrai le docteur Londe, actuellement l'un des honorables membres de cette compagnie. On m'apprit que cette femme était enceinte de trois mois et demi à quatre mois et qu'au commencement de sa grossesse elle avait fait un voyage assez long sur une charrette ou voiture assez mal suspendue, dont le rude cahotement l'avait beaucoup fatiguée. On ajouta qu'il en était résulté une courbature générale et une péritonite aiguë qui avait passé à l'état chronique et causait encore des douleurs vagues et assez intenses dans plusieurs points de l'abdomen. En la visitant, je trouvai le ventre, les lombes et les membres inférieurs gonflés, infiltrés. La cavité du petit bassin, au-dessous de la saillie sacro-vertébrale, était occupée par une tumeu volumineuse, arrondie, molle, où l'on distinguait le ballottement d'un corps qu'on ne pouvait prendre que pour un fœtus. Le col de l'utérus était relevé si haut derrière la symphyse des pubis, qu'il était presque inaccessible ; il avait la forme d'un petit entonnoir où, malgré la longueur de mon doigt, je ne pus en introduire que l'extrémité de la dernière phalange. A ces signes, je crus reconnaître fort distinctement la rétroversion de l'utérus. D'ailleurs la suppression presque complète de l'urine et l'absence de l'excrétion alvine me confirmaient dans cette opinion. Je fis quelques légères tentatives de réduction en donnant à la femme différentes positions indiquées par les auteurs, mais elles furent infructueuses.

» Alors, comme le cas était grave et urgent, nous appelâmes à notre aide les praticiens les plus renommés de la capitale. Bientôt arrivèrent Dupuytren, le prince des chirurgiens; le docteur Lisfranc, son élève et son émule ; Antoine Dubois, le Nestor des accoucheurs; et Maygrier, ancien professeur d'accouchement ; le professeur Deneux, les docteurs Evrat, Moreau, Danyau, qui avaient aussi été convoqués, ne purent venir nous éclairer de leurs lumières. Tous les autres, après avoir visité la femme, furent du même avis que moi. Ils tentèrent en vain de réduire l'utérus, et finirent par proposer la ponction de cet organe, laquelle fut exécutée par Maygrier au moyen d'un trois quarts recourbé. Il ne sortit par la canule qu'une matière peu liquide, d'un jaune verdâtre, presque sans odeur. La réduction ne fut pas plus facile après qu'avant l'opération. Nos insuccès et l'état désespéré de la malade la firent abandonner à son malheureux sort ; mais nous persistâmes encore dans notre opinion et dans notre erreur pendant deux ou trois jours. Nos yeux ne se dessillèrent et notre aveuglement ne se dissipa que lorsque la malade, presque à l'agonie, me fit encore appeler à cause d'un sentiment de pesanteur et de douleur qu'elle éprouvait au fondement. Nous reconnûmes alors que la tumeur intra-pelvienne avait changé de place et que le fœtus qu'elle renfermait s'était frayé une route insolite à travers le colon jusqu'à la portion du rectum qui répondait au vagin. Cet avorton sortit ou fut extrait quelque temps après, et la mère ne tarda pas à succomber.

» A l'autopsie, qui fut faite par le docteur Lisfranc, en présence des docteurs Londe, Grésily, Maygrier, Boisseau et moi, on trouva l'abdomen rempli de pus mêlé de flocons albumineux, c'était le résultat de la péritonite, compagne de la rétroversion utérine. A l'entrée du petit bassin et un peu au-dessus de la saillie sacro-vertébrale était une tumeur d'un gris jaunâtre, transversalement oblique, ovale, cylindrique au milieu et obtuse à ses extrémités, de la grosseur des deux poings et très adhérente à la partie inférieure de la colonne rachidienne. En l'ouvrant par une incision cruciale, il fut facile d'en apercevoir la surface interne, chagrinée, raboteuse et tapissée d'une matière semblable à celle qui était sortie par la canule du trois-quarts, dont on reconnut encore la marque ou la piqûre. Cette surface présentait aussi à son extrémité gauche une ouverture parfaitement ronde, d'un pouce et demi de diamètre qui communiquait avec le colon, et par laquelle le fœtus était sorti de ce kyste ou de cette matière accidentelle pour s'acheminer le long du rectum vers le fondement. L'utérus fut trouvé derrière et au haut de la symphyse pubienne sous la vessie ; le corps en était allongé, aplati et un peu mou, le col arrondi et terminé par un orifice ouvert ou dilaté en forme d'entonnoir, comme nous l'avons dit plus haut. Quant aux trompes et aux ovaires, il n'y en avait que des traces ou apparences incertaines. Ces recherches nécroscopiques ne firent que confirmer l'existence d'une grossesse extra-utérine et pelvienne que tout un congrès assez nombreux de médecins, de chirurgiens et d'accoucheurs avaient méconnue et prise pour une rétroversion de l'utérus. Je n'ai donc pas avancé sans motif que le diagnostic de cette dernière maladie n'était pas aussi facile en pratique qu'en théorie et dans les livres. »

FIN.

TABLE.

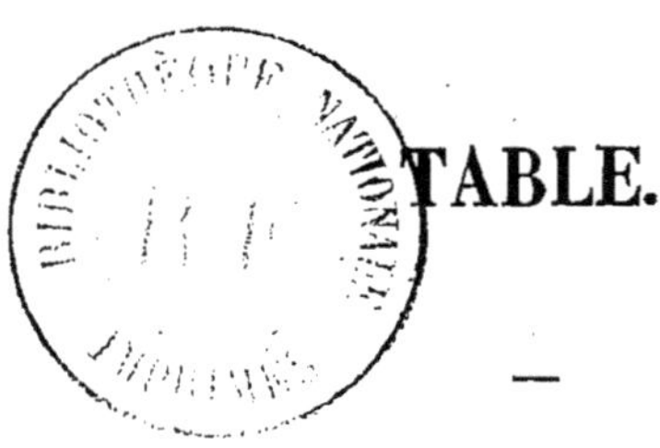

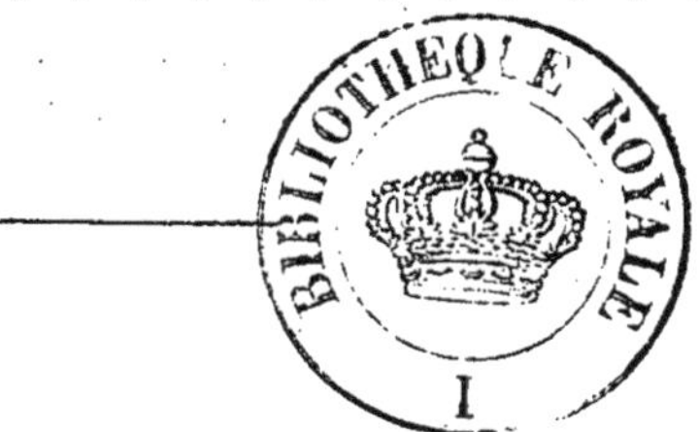